JN050307

改訂第5版

日本救急医学会

ICLS
Immediate Cardiac Life Support

コース ガイドブック

日本救急医学会 ICLS コース企画運営委員会
ICLS コース教材開発ワーキンググループ／編

畑田 剛／監修
丹保亜希仁，佐藤浩之，島 幸宏，豊田 洋，林 峰栄／著

改訂第5版によせて

　この度,「改訂第5版日本救急医学会ICLSコースガイドブック」を皆様のお手元にお届けできて嬉しく思います.

　心肺蘇生法教育が我が国で行われるようになって20年以上が経過しようとしており, この間にも国際的なガイドラインが4回更新され, 学習内容もそれに応じて刷新されています. この間に, ICLSコースは国内においてシミュレーション教育の主たる地位につき, 全国各地で数多く開催され多くの受講者を輩出してきました. 一重にICLS認定コースディレクターやインストラクターの努力の賜物だと考えております.

　本書は「JRC蘇生ガイドライン2020」および「改訂6版救急蘇生法の指針2020医療従事者用」に準拠した内容となっており, 二次救命処置を正しく学べるように記載しています. 蘇生ガイドラインが発表された昨秋よりコースガイドブックの内容を見直し, さらに救急蘇生法の指針が今春に発表されたのちにはアルゴリズムや薬剤, 用語の整合性を確認するなどして, できる限り早い時期に学習の場に出す努力をしてきました. 新しいガイドラインに沿ったものを医療現場に役立たせてもらうことが我々の目的です. また, これまでのガイドブックの内容に加えて, より臨床に役立つ情報を載せることを考えてトピックスを増やしています. これらの作業に対してスピード感をもって尽力してくれたワーキンググループ委員と執筆協力者に感謝します.

　このように完成した本書が, 二次救命処置を学ぶ人の役に立ち, さらには心肺停止状態の傷病者へ対応する際の一助となることを願っています.

2022年8月

日本救急医学会ICLSコース企画運営委員会 委員長
（桑名市総合医療センター 救急科）

畑田　　剛

はじめに（初版の序）

　蘇生に対するシミュレーショントレーニングが今日いかに関心をもたれているかは，すでに誰もが実感している．この新しいタイプのトレーニングの価値を，若い医師，看護師，救急隊員が敏感に感じとっていることは，現在の医療をとりまく状況を考慮すると決して不思議ではない．質のよい医療を求める社会的要請は切実である．若い医療者たちは，患者が急変したような状況でも，少しでもきちんとした医療を提供したいと望んでいるが，日常的な診療現場や従来の医学教育が必ずしもそのような望みを叶えてくれるわけではない．

　蘇生に関するシミュレーショントレーニングのシステムは，こうした困難な医療事情のなかで，きわめて合理的な学習スタイルを提供するものである．現在の医療現場のニーズにかなっているのである．しかし，われわれは，このトレーニングプログラムの開発が，一朝一夕になされたものではないことも，よく考えておかなければならない．現在のシミュレーショントレーニングプログラムは，もとをたどれば，航空業界の安全管理の概念からきている．医療用のシミュレータを開発している企業のなかには，もともと航空領域のシミュレータ開発から派生した歴史を有するところもあって，こうした考え方の伝統は，10年，20年で培われたものではない．そこには，単に安全のための知識を得るだけではなく，現実に近い状況で，実践的に技能を修得する学習目標がある．しかし，それだけではなく，いざという場面でのクルー間のコミュニケーション，チームワークなども含む，より現実的で包括的な安全管理への視点が提示されている．

　シミュレーションプログラムにはさまざまなものが提言されているが，AHA（アメリカ心臓協会）が開発したACLS（Advanced Cardiovascular Life Support）は，チーム蘇生と早期除細動を軸に展開するプログラムであり，定評がある．また，ヨーロッパを中心とする先進各国でも，各国の事情にあったシミュレーションプログラムが実践されている．例えば，英国では，ACLSは，

紹介されていたが，英国内の普及状況は，非常に不満足であることが指摘されていた．このため，もっと簡単なILS（Immediate Life Support）が提言され，爆発的に普及しつつある．

わが国においても，ACLSコースの普及がはかられているが，受講に2〜3日を要し，数万円の受講費用を要する状況であり，必ずしも研修医や看護師，救急隊員に広く普及するには適していない．このため，1日で修得できるシミュレーションコースが各地で定着してきた．ICLS（Immediate Cardiac Life Support）コースは，基本的にはこの従来草の根的に普及してきたわが国の蘇生シミュレーションコースを提示したものにほかならない．こうしたコースでは，安定した不整脈をどのように鑑別して，どんな薬をどのように投与したらいいか，といったことではなく，患者が急変したらどうしたらいいか，といった差し迫った状況に対応することができるようになる．心停止に直ちに対応して蘇生するという意味で，この名称を用いたのである．

しかし，このような短時間で受講者に習熟していただくためには，受講者が予習しやすいコースガイドが必要である．そうすることにより，退屈な講義の時間を節約して，実習中心の効果的な学習が約束される．

このコースガイドブックは，はじめてICLSコースを受講する方々に，コースで求められる基本事項を，わかりやすく理解できるように編集したものである．したがって，基本的なエッセンスに内容を絞ってある．しかし，この基本的なことこそ，いざという場合に，本当に求められることばかりである．

楽しい，充実したコースのために，このコースガイドが生かされることを願っている．

2004年6月

日本救急医学会ACLSコース企画運営特別委員会 委員長

平出　敦

改訂第5版 日本救急医学会 ICLSコース ガイドブック

contents

column

改訂第5版

日本救急医学会

ICLS
コース ガイドブック

ICLSコースの概略

❶ ICLSコースの学習目標

▌1▐ コースの一般目標

　　突然の心停止に対する最初の10分間の適切なチーム蘇生を習得する.

▌2▐ コースの行動目標

- 蘇生処置を始める必要性を判断でき, 行動に移すことができる
- BLS（一次救命処置）に習熟する
- AED（自動体外式除細動器）を安全に操作できる
- 心停止時の4つの心電図波形を評価・判断できる
- 電気ショックの適応を判断できる
- 電気ショックを安全かつ確実に行うことができる
- 状況と自分の技能に応じた気道管理法を選択し実施できる
- 気道が確実に確保できているかどうかを判断できる
- 状況に応じて適切な薬剤を適切な方法で投与できる
- 治療可能な心停止の原因を知り, 原因検索を行うことができる

❷ ICLSコース誕生の経緯

　　蘇生処置が実際に行える素養は, 1990年代初頭より世界中で重要視され, 注目される能力とみなされるようになった. 医療者向けに, 蘇生処置の素養を身につけることを目的としたさまざまなシミュレーションコースが, 世界中で実施されているが, 源流はAHA（American Heart Association）のACLS（Advanced Cardiovascular Life Support）コースである. わが国でも1990年代にこのACLSコースが紹介され, 日本に合った形で草の根運動的に普及してきた. 特に, 2004年に必修化された医師臨床研

修においては，蘇生処置を実際に行える実力が，すべての医師に求められる素養として以前にも増して重要視されるようになり，トレーニングに対するニーズが急速に高まった．こうした動向をふまえ日本救急医学会では，2002年よりACLSコース企画運営委員会（その後，ICLSコース企画運営委員会と改称）を立ち上げ，従来，日本に合った形で普及してきたコースの標準化を推し進めてきた．

このようにして日本救急医学会で，研修医をはじめあらゆる医療者に普遍化できる形態をめざして構築したトレーニングコースがICLS（Immediate Cardiac Life Support）コースである．このコースは，当初ACLS基礎コースとよばれていたが，AHAとも話し合いを行いAHAのACLSコースとの区別の点で混乱が生じないようにICLSコースという名称を用いることにした．その後，日本各地でICLSコースの名称は定着し，日本救急医学会としても全面的にこの名称を用いて認定業務を行うことになった．現在，ICLSコースには専用のwebサイトが立ち上げられており，全国でコースが実施されている．

Immediate Cardiac Life Supportの"immediate"の意味はきわめて具体的で，突然の心停止に対する最初の10分間の処置を重要視するものである．同時に，単に蘇生処置のスキルがあるというだけでなく，実際に居合わせた人や応援に駆けつけた人々と協力してチーム蘇生ができることをめざしている．コース普及当初より，研修医だけでなく，看護師，救急救命士をはじめ多くの医療関係者の参画を得てきた．現在では，臨床工学技士，薬剤師，理学療法士，診療放射線技師等，各種メディカルスタッフにも広く普及している．

日本救急医学会の認定を受けた多くのディレクター，インストラクターには，日本各地でICLSコースの開催を支援していただいている．この場を借りて数多くの関係者に厚く御礼申し上げたい．

❸ ICLS コースの特徴

1 蘇生処置に特化したコース

　ICLSコースは,「**突然の心停止に対する最初の10分間の適切なチーム蘇生を習得する**」という目標に重点を絞った内容になっており,その内容を反映した名称になっている.心停止はどの医療機関のどのセクションにおいても起こりうるものであり,いったん発生すれば蘇生処置を開始するまで少しの猶予もない.心停止直後の蘇生処置にチームの一員として参加することは,研修医のみならずあらゆる領域の医療者に求められているものであるといえよう.これに対し,例えば安定した頻脈に用いる抗不整脈薬などは,すべての医療者が必ずしも使用する立場にはないと考えられる.このため,幅広い心血管系の循環ケアを含んだコースについては別途設定を考えるものとし,ICLSコースでは蘇生処置に必要な基本的事項を習得できるようにした.

2 あらゆる医療者に適したコース

　ICLSコースは,決して研修医や病院勤務医だけを対象とするものではなく,診療所の医師や歯科医師にとっても,最低限求められる内容が盛り込まれている.また,患者ケアの最前線にある看護師にも適したコースとなっている.いざという場合に自信をもって心肺蘇生を開始することが求められる,あらゆる医療者に適したコースであるといえよう.

　また,院外設定のシナリオをとり入れるなどの工夫により,救急救命士や救急隊員にも適したコースとなる.そして,こうした共通のプログラムを互いに教え合い,ともに学ぶことで職種の垣根を越えたつながりが得られることもICLSコースのメリットとなっている.

3 シンプルな構成,最小のエッセンス

　ICLSコースでは,習得すべき内容を絞り込んで,シンプルな構成をめざしている.内容はILCOR(国際蘇生連絡委員会)によるCoSTR(心肺蘇生に関わる科学的根拠と治療勧告コンセン

サス）に基づいて，JRC（日本蘇生協議会）が策定した「JRC蘇生ガイドライン」に則っている．JRC蘇生ガイドラインでは，一次救命処置（basic life support：BLS）の流れも二次救命処置（advanced life support：ALS）の流れも，シンプルなアルゴリズムとして示されており，ICLSコースでもこれらのアルゴリズムを採用している．蘇生現場で行う処置は時間との戦いである．アルゴリズムに示された一連の蘇生処置について，そのエッセンスを習得しておけば自信をもって蘇生処置に臨むことができる．ICLSコースではこのアルゴリズムを理解して習得することに重点をおいており，実際の臨床現場で実行できることをめざしたコース構成としている．

4 "考える蘇生"を推進するコース

蘇生処置を行ううえでは，単に調律のみにとらわれるのではなく，病態を考えて心停止の原因除去を考慮する必要がある．原因を検証するにあたっての情報収集は，すべての医療者に実施可能なことであり，蘇生現場で行動化することが求められる．南アフリカ蘇生協議会のDr. Kloeckは心停止の鑑別診断のためのリストを作成し，これは広く国際的に使用されるようになった．ICLSコースでも，このリストに基づいた鑑別診断を考えるよう指導している．**心停止時には心肺蘇生そのものを進めると同時に，常に病態を考えて心停止の原因除去を考慮する**，という意図がICLSコースには含まれている．

5 チーム蘇生をマネジメントする

ICLSコースでは，シミュレーション実習に重きをおくようにしている．これは心停止時の蘇生処置の手順を知識として習得するだけではなく，**"チーム蘇生"をマネジメントすることを通じて，実践的にその手順を習得してもらう**ためである．蘇生チームの役割には，胸骨圧迫，気道管理，モニターと電気ショック，静脈路確保と薬物投与，記録などがあり，これらを統括するのがチームのリーダーである．

ICLSコースでは，シミュレーション実習を通じてチームリー

ダーとしてのトレーニングを受け，一方で各役割を体験すること
を通じて，蘇生チームの役割分担の重要性とそれぞれの役割につ
いて理解を深めることができる ◆p38 .

6 身近でリアルなシナリオ：文脈学習

蘇生のためのアルゴリズムは，できるだけ普遍的なものが求め
られる．しかし，普遍的なアルゴリズムを活かして蘇生を実践的
に学ぶためには，実際の場面に近い状況設定によるシナリオを用
いたシミュレーションが必要不可欠である．このようなシナリオ
シミュレーションによって，コースでの学習効果はより高いもの
となる．このコースガイドブックでは，ICLSコースでよく用い
られる，病院内で起こりうる現実感のあるシナリオの一例を掲載
した ◆p120 .

7 受講者参加型のコース

ICLSコースでは，受講者が受動的に講義を受けるのではなく，
実習やシナリオに参加し，蘇生処置を実際に模擬的に体験できる
ようにしている．また受講者が一方的に指導を受けるのではな
く，指導者は受講者とインタラクティブ（双方向的）に接するこ
とを心がけている．コース内では受講者間で対話をしながら，指
導者とともに考える時間をもつようにする．心停止の対応ででき
たことや改善点を議論する振り返り方法を含めて育むように心が
け，実際の臨床現場で実効性のある蘇生処置を実施できるように
することをめざしている．

❹ICLSコースの開催状況

2004年4月からICLSコースの日本救急医学会認定，およびイ
ンストラクター/ディレクターの認定制度がはじまった．学会認
定を受けることによりコース開催やコース受講が各施設で認知さ
れるようになり，以来，日本全国でコースが開催されるように
なっている．2020年は新型コロナウイルス感染症によりコース
開催が一時的に減少したが，2003年から2022年6月末までに
38,753コースが開催され，受講者数は約50万人となっている．

　受講者公募を含むコース開催予定，各地区担当委員の連絡先，コースの概要や認定基準などの最新の情報は，日本救急医学会のICLS web サイトに掲載されている（図1）.

ICLS web サイト：https://www.icls-web.com/

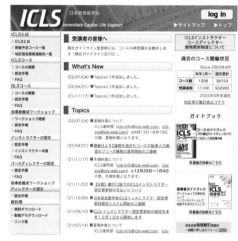

◆**図1　ICLS web サイト**

❺コース受講にあたって

❶ ICLSコースの時間割の例

日本救急医学会認定 ICLS コースとして推奨される標準的なプログラムの例を表にあげる.

◆表　例：日本救急医学会主催 ICLS コース

時刻	グループ1	グループ2
～09：00	受付	
09：00～09：20	開会の言葉・ICLS概説	
【スキルセッション】140分（正味120分）		
09：30～10：10	BLS（A）	BLS（B）
10：10～10：20	休憩	
10：20～11：00	モニター・電気ショック(A)	気道管理（B）
11：00～11：10	休憩	
11：10～11：50	気道管理（B）	モニター・電気ショック(A)
11：50～12：40	【昼食】50分	
12：40～12：55	【デモ】15分	
【シナリオセッション】200分（正味160分）		
13：00～（適宜休憩）～14：20	チーム蘇生BLS（反応の確認から波形宣言まで）	
	輸液路確保と薬剤投与(A)	輸液路確保と薬剤投与(B)
14：20～14：30	休憩	
14：30～15：20	ALSアルゴリズム実践(A)	ALSアルゴリズム実践(B)
15：20～15：30	休憩	
15：30～16：20	原因治療を含めた蘇生(B)	原因治療を含めた蘇生(A)
16：20～16：30	休憩	
【試験】70分		
16：30～16：40	試験の説明（10分）	
16：40～17：40	メガコードテスト1人10分（計60分）	
17：40～18：00	【修了式】	

※かっこ内はブース（部屋）の名称

② コース全体の概要

①コース受講時に十分な学習効果をあげるためには予習が必須である．本書は，コース受講に必須な内容を掲載している．

②1グループの受講者は5〜6名が標準的である．

③前半にスキルを，後半にはシナリオを中心に実習を行う．

④スキルステーションにおいては，例えばAブースではモニター・電気ショックを，Bブースでは気道管理に関するスキルを実習する．受講者の各グループがブースを移動することになる．

⑤シナリオステーションでは，前半はAブース，後半はBブースというように部屋を移動する場合もあるが，受講者が同一のブースにとどまって実習する枠組みも多い．

⑥受講者としては，どのように部屋をまわるか間違えないようにする必要がある．それぞれのグループに，「チューター」とよばれるスタッフがついて，サポートしてくれる場合もある．チューターは1日行動をともにするため，空き時間に質問をすることもできる．

③ 以下の事項を念頭に受講しよう

● オリエンテーション

時間が限られるので，インストラクター紹介や事務的な案内のみを行うことが多い．

● スキルステーション

スキルステーションでは，受講者の一人ひとりが蘇生処置で求められる手技を確実に安全に実施できるように，実技実習をしながら学習する（図2）．

● シナリオステーション

第一発見者である"あなた"がチームリーダーとなり，メンバーと協力しながらチーム蘇生を進めていく．ここでは蘇生処置のスキルを身につけるだけでなく，現実に似た状況のなかで**チームとして蘇生を進める**練習をする（図3）．"あなた"は，心停止と判断してBLSを自らはじめる．応援が到着したら，自らは蘇生チームのリーダーとなって，胸骨圧迫や換気の処置を駆けつけ

17

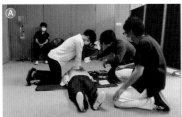
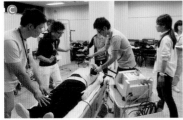
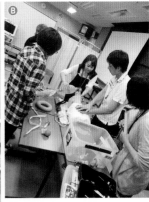

◆図2　スキルステーション
Ⓐ：BLS，Ⓑ：気道管理，
Ⓒ：モニター・電気ショック

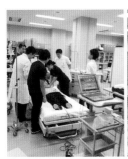
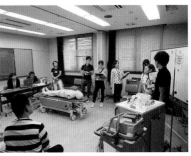

◆図3　シナリオステーション

　たメンバーに指示する．モニターが到着したら心電図波形を診断
して，電気ショックの適応を判断する．そして，それを声に出し
てチームのメンバーに明確に伝える．
　チーム蘇生を進めるためには，リーダーもメンバーも声に出し
て明確なコミュニケーションをとることが求められる ▶p38 ．

memo

....
....
....
....
....
....
....
....
....
....
....
....

1. 救命の連鎖

- 急変現場から最終治療までの救命の連鎖を理解しよう
- 自分が行っている処置が救命の連鎖のどの部分にあたるかを意識しよう

　生命の危機的状況に陥った傷病者や，これらが切迫している傷病者を救命し，社会復帰に導くために必要となる一連の処置を表現したものが「**救命の連鎖**」である（図）．救命の連鎖は，
①心停止の予防
②早期認識と通報
③一次救命処置（心肺蘇生と AED）
④二次救命処置と集中治療
の4つの要素によって構成されている．どこかで連鎖が途切れると社会復帰は困難となるため，4つの輪がすばやくつながることをめざす．

　救命のために大切な1つ目の輪である心停止の予防は，心停止や呼吸停止となる可能性のある傷病を未然に防ぐことである．早期発見，早期介入や事故予防などが重要である．2つ目の輪であ

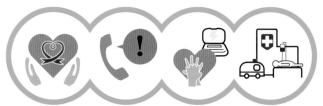

心停止の予防　　早期認識と通報　　一次救命処置　　二次救命処置と
　　　　　　　　　　　　　　　　（心肺蘇生と AED）　集中治療

◆ 図　救命の連鎖

（日本蘇生協議会 監修：「JRC蘇生ガイドライン2020」，p4，医学書院，2021 より転載）

る早期認識は，突然倒れた人や反応のない人を見たら，ただちに心停止を疑うことではじまる．心停止の可能性を認識すれば大声で叫んで応援を呼び，一次救命処置および二次救命処置に必要な人や資器材を集める．3つ目の輪である一次救命処置には胸骨圧迫と人工呼吸による**心肺蘇生**（cardiopulmonary resuscitation：**CPR**）と**自動体外式除細動器**（automated external defibrillator：**AED**）の使用が含まれ，有効な胸骨圧迫と早期の電気ショックは救命処置の基盤として社会復帰に大きな役割を果たす．4つ目の輪である二次救命処置は薬物や気道確保器具などの医療機器を使用した救命処置であり医療従事者が行う．二次救命処置を行う間も，有効な胸骨圧迫と早期の電気ショックは救命処置の基盤として継続して行う．**自己心拍再開**（return of spontaneous circulation：**ROSC**）後は，原因に対する専門的治療や集中治療による全身管理を行うことで，社会復帰の可能性を高めることができる．

ICLSコースは「突然の心停止に対する最初の10分間の適切なチーム蘇生を習得すること」を目標としており，救命の連鎖のなかでも心停止の早期認識から心拍再開までの部分の処置を扱っている．

column

院内心停止の発生と死亡を減らすために

近年，多くの「急変」には前兆がある点に着目し，早期認識と早期介入のための院内迅速対応システム（rapid response system：RRS）を導入する施設が増えている．たとえ院内発症であっても，心停止に陥ってからの介入では予後が不良であることがわかっており，心停止の予防（救命の連鎖の第一の輪）という観点から重要なシステムである．RRSは4つの要素（起動要素，対応要素，システム改善要素，指揮調整要素）から構成されたシステム全体を指す．呼吸数などのバイタルサインから介入が必要な患者を早期認識するためRRSの起動基準の設定や，対応チーム（rapid response team：RRT，medical emergency team：MET，critical care outreach team：CCOT）の設置などが必要となる．詳しくは日本院内救急検討委員会のwebサイト（https://www.ihecj.jp/rrs#rrs1）をご覧いただきたい．

2. BLSアルゴリズム / 心停止アルゴリズム

- 「BLS → ALS → ROSC後の管理」の流れをつかもう
- 声を出して，1つ1つのステップを確実に実施しよう

❶ BLSアルゴリズム（図1）

　安全確認，感染防護，器器材確認の3確認は，すべての医療行為の前提として普段から励行する．

①誰かが突然倒れるところを目撃したり，患者の顔色，体動，呼吸などの異常に気づいたら，患者に近寄る前に周囲を見渡して安全であることを確認する．病院内であれば標準予防策（→p35）で対応する．

②安全が確認できたら，肩を軽くたたきながら大声で呼びかけ，反応を確認する．呼びかけに反応がない場合，あるいは反応があるかどうかの判断に迷う場合は心停止を疑い，大声で応援を求める．そして，「**救急コール・救急カート・除細動器（もしくはAED）**」などを要請する．救急コールは，施設での具体的な番号やコードを宣言するのが望ましい．

③胸と腹部の動きに注目して正常な呼吸の有無を判断する（医療従事者は同時に頸動脈の拍動の有無を確認する）．**この段階では気道確保を行う必要はない．**

④**正常な呼吸がない，または死戦期呼吸と判断すれば，心停止としてただちに胸骨圧迫を開始する．判断に迷う場合も，すみやかに胸骨圧迫を開始する．**医療従事者は頸動脈の拍動を確認するが，脈拍確認のために胸骨圧迫の開始を遅らせてはならない．
※反応はないが正常な呼吸が認められる場合，あるいは頸動脈の拍動を確実に触知できる場合は，胸骨圧迫は必要ない．呼

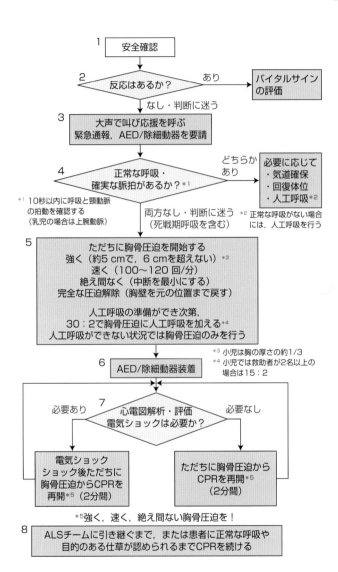

◆図1　医療用BLSアルゴリズム

（日本蘇生協議会 監修：「JRC蘇生ガイドライン2020」，p.51，医学書院，2021 より転載）

吸状態に応じて気道確保や人工呼吸・補助呼吸を行いながらALSチームを待つ.

⑤人工呼吸の準備ができしだい, 気道を確保して人工呼吸を開始する. CPRは**胸骨圧迫と人工呼吸の比が30：2**の同期で行う. 人工呼吸ができない状況では胸骨圧迫のみを行う. 救助者が複数いる場合には, 1～2分ごとに胸骨圧迫の役割を交代する.

⑥AEDあるいはマニュアル除細動器が到着したら, CPRを続けながら使用準備を行う. AEDは, まず電源を入れて音声メッセージに従って操作する. 電極パッドを貼り付け, 電気ショックの適応をAEDが解析する. マニュアル除細動器については後述する（p93）.

⑦適応があれば電気ショックを行う. 電気ショック施行後は, ただちに胸骨圧迫からCPRを再開する. 電気ショックの適応がない場合は, ただちに胸骨圧迫からCPRを再開する.

⑧CPRはALSチームに引き継ぐまで, または患者に正常な呼吸や目的のある仕草など, 自己心拍再開（ROSC）のサインが現れるまで継続する.

> **ポイント** BLSはすべての蘇生処置の基盤である. 交代しながら質の高い胸骨圧迫を継続する.
>
> **注意点** 判断に迷ったら胸骨圧迫を開始. 1人でCPRを続けない. 確実に人とモノを集める.

❷心停止アルゴリズム（図2）

心停止アルゴリズムは, 心停止の認識から電気ショックまでの一次救命処置（BLS）, BLSのみでROSCが得られないときの二次救命処置（ALS）, ROSC後のモニタリングと管理の3つの部分に大別される.

①BLS中にマニュアル除細動器が到着したら, ただちに心電図モニターを装着する. 心電図波形の確認（リズムチェック）は

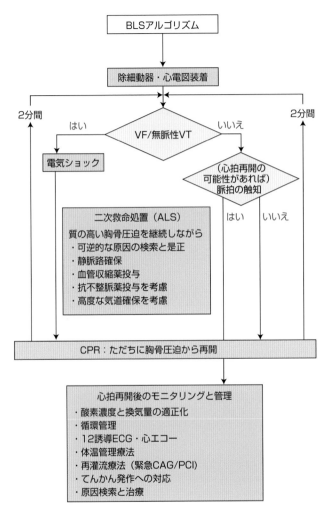

◆図 2　心停止アルゴリズム

（日本蘇生協議会 監修：「JRC 蘇生ガイドライン 2020」，p.50，医学書院，2021 より転載）

Ⅱ誘導で行うことを原則とする．電気ショックの適応がある心室細動（VF）/心室頻拍（無脈性VT）であるか，適応がない無脈性電気活動（PEA）/心静止（asystole）であるかを迅速に判断する p90 ．判断したら治療方針を共有するために心電図波形を宣言する．

②**VF/無脈性VTであれば電気ショックを行う**．電気ショック後はただちに胸骨圧迫からCPRを再開し，2分間行う．以後，**2分ごとにリズムチェック**を行い，適応があれば電気ショックをくり返す．エネルギー量を上げることができる場合，2回目以降の電気ショックのエネルギーは初回より上げて行ってもよい．電気ショックについては後述する（ p90 ）．

③VF/無脈性VTでなければ電気ショックの適応はない．ROSCの可能性がある心電図波形が認められる場合は，脈拍の有無を確認する．PEA/心静止であれば，CPRを継続し**2分ごとにリズムチェック**を行う．

④いずれの場合も，CPRを継続しながら**原因の検索**を進め，薬物投与経路の確保と薬物の投与，高度な気道確保を考慮する．

⑤ROSC後は，呼吸・循環管理，さらなる原因検索の一環として12誘導心電図や超音波検査を実施し，体温管理療法など集中治療ができる場所への移動を検討する．

ポイント 質の高いCPR実施を最優先し，2分ごとのリズムチェックのサイクルを確立する！

注意点 電気ショック後はただちに胸骨圧迫再開．心停止の原因の検索と是正も同時に進める．

column

2つのABCD

BLSとALSを確実に実施するために，2つのABCDの覚え方が便利である〔Circulation, 102 (suppl1)：I-136-165, 2000〕．それぞれ4つのステップ，すなわち8つのステップを満了して，蘇生を完遂する．

BLS の ABCD		
Airway	気道の確保	(p72)
Breathing	呼吸の評価と人工呼吸	(p52) (p72)
Circulation	循環の評価と胸骨圧迫	(p52)
Defibrillation	心電図評価と電気ショック	(p60)

ALS の ABCD		
Advanced airway	高度な気道確保	(p77) (p81)
Breathing	酸素化と換気補助	(p68) (p81)
Circulation	心電図モニター・薬物投与経路確保・薬物投与	(p90) (p106) (p109)
Differential diagnosis	原因の検索と是正	(p28)

※これは蘇生処置の基本的な概念を理解しやすい形で表現したものであり，処置の順序をあらわしているものではない．原因の検索は蘇生処置中に絶えず必要であるし，薬物投与経路の確保，薬物投与は高度な気道確保よりも優先される場合も多い．

column

妊産婦の蘇生処置

妊産婦死亡は，年間40〜50例が報告されている．「妊産婦の蘇生」について，その重要性から「JRC蘇生ガイドライン2020」では新章が設けられた．妊産婦の心停止における救命処置は，成人のBLS，ALSが基本となるが，妊産婦に特有な点についておさえる必要がある．

妊娠後半（概ね妊娠20週以降）の妊婦のCPRでは，妊娠子宮による腹部大血管の圧迫を解除するために，人数に余裕があれば用手的子宮左方移動を併用することになっている．蘇生に反応しない場合には死戦期帝王切開をすみやかに準備する，輸液路を確保する際は横隔膜より上に確保するといった内容がアルゴリズムに記載されている．ぜひ「JRC蘇生ガイドライン2020」の妊産婦のBLS，ALSのアルゴリズムをご参照いただきたい．

3. 原因検索の重要性

- 質の高いCPRを行いながら，原因の検索と是正を進めよう
- 4H4Tといった記憶法が有用

●蘇生処置の重要なステップ：原因の検索と是正

　心停止の可逆的な原因の検索と是正は，心電図波形にかかわらず，常に考えるべき重要なステップである．いかに質の高い胸骨圧迫を行うことができても，原因が是正されなければ循環回復は難しい．電気ショックや薬物投与でいったん自己心拍が再開したとしても，そもそもの心停止の原因が是正されていなければ，再度心停止に陥ってしまう可能性は高い．心肺蘇生が行われている間は常に原因の検索と是正について考えるように習慣づけよう．

　突然の心停止を引き起こす原因が，英語の頭文字をとって「4つのHと4つのT（**4H4T**）」としてリストアップされている（表1）．心停止アルゴリズムでは，ALSの重要なステップとして，質の高いCPRを継続しながら可逆的な原因の検索と是正を行うように組み込まれている ● p25.

　原因検索は心停止に陥った状況や既往歴，身体所見などから行うが，迅速に結果の得られる血液ガス分析や電解質の検査結果，超音波検査などが役立つこともある．

> **ポイント**　原因の検索と是正は蘇生成功のカギ．情報収集はベッドサイドで迅速に行えるものを．
>
> **注意点**　可逆的な原因「4H4T」をいつでもリストアップできるようにしよう．

◆表1　4H4T：心停止の原因となる可逆的な病態

H	hypoxia	低酸素症
	hypovolemia	循環血液量の減少
	hypo/hyperkalemia / metabolic acidosis	低カリウム血症，高カリウム血症，代謝性アシドーシス
	hypothermia	低体温
T	tension pneumothorax	緊張性気胸
	tamponade	cardiac：心タンポナーデ
	toxins	急性中毒
	thrombosis	coronary ：急性冠症候群 pulmonary：肺血栓塞栓症

column

心停止の原因検索～情報収集のための4つの「か」～

原因の検索のための情報収集のヒントとして，「からだ・カルテ・かぞく」がある．結膜の貧血，シャントの有無，タール便，皮下気腫などの身体所見は心停止の原因を推察するのに役立つ．カルテには，病歴，既往歴やDNARの有無などの重要な情報が含まれる．また他施設からの診療情報提供や，おくすり手帳も参考になる．家族のほかに，関係者や目撃者からの情報がヒントになることもある．これらにモニター心電図，超音波検査，血液ガス分析などの「簡便な検査」を加えた4つの「か」を，心停止の原因検索として表2にまとめた．

心停止の原因となる病態として「4H4T」を念頭におき，4つの「か」から得られた情報を総合して原因検索と是正を行う．

◆表2　情報収集のための4つの「か」

からだ	身体所見
カルテ	自施設，多施設の診療情報，おくすり手帳など
かぞく	家族を含む関係者，目撃者からの情報
簡便な検査	血液ガス分析，ベッドサイドでの超音波検査，ポータブルX線など

4. 蘇生処置の記録

- 救急システムを改善していくためには，救命処置を一定の形式で記録し，評価・検証していくことが重要である
- 客観的な記録様式を知り，質の高い記録を行う習慣をつけることが救急システム改善の第一歩

●蘇生処置時の記録と救急システムの検証

　図1，2は院内心停止例の蘇生記録に関する国際ガイドラインである院内ウツタイン様式に基づいた記録用紙の一例（様式1は蘇生経過記録用紙，様式2は蘇生経過報告書）である．急変時は現場が混乱し，必要な項目を網羅して適切な記録を残すことは難しい．こうした記録用紙をあらかじめ用意しておくことで，必要事項の記載漏れを防ぐことができ，質の高い記録を残しやすくなる．記録用紙の例は，日本救急医学会のICLSのwebサイト（https://www.icls-web.com/report/report_download.html）に掲載されている．

様式1：院内心肺蘇生経過記録票（診療録用）

蘇生経過記録

| 発生年月日 | ＿＿＿＿年＿＿月＿＿日 | ID No. | | | | | CPA No. | | | | | |

患者氏名

必須記載事項 ※以下の内容は院内救急システム検証の際重要なデーターとなるためできるだけ記載する。

急変（虚脱）時刻（目撃のある場合）……… ＿＿＿＿：＿＿＿＿ ┐
 いずれかに記載
または発見時刻（目撃のない場合）…… ＿＿＿＿：＿＿＿＿ ┘

CPRコール要請時刻 …………… ＿＿＿＿：＿＿＿＿

心停止確認時刻 …………… ＿＿＿＿：＿＿＿＿ ┐ 最初に行われた時刻を記載。
 ├ CPRチーム到着前に行われた
CPR開始時刻 …………… ＿＿＿＿：＿＿＿＿ ┘ 場合はその時刻を記載。

CPRチーム到着時刻 …………… ＿＿＿＿：＿＿＿＿

モニター付除細動器（またはAED）装着時刻… ＿＿＿＿：＿＿＿＿

最初の除細動時刻 …………… ＿＿＿＿：＿＿＿＿

上記以外の時間経過については以下に記入。

時刻	コメント（バイタルサイン、心電図調律、電気ショック、薬剤投与など）
例；8：24	VF再発に対し、2度目の電気ショック。150J。電気ショック、再び心静止。
例；8：26	気管挿管。

急変時の状況、病状等に関するコメント（蘇生処置の検証に参考となる内容がありましたらご記入ください。）

例；糖尿病の既往。胸痛あり心カテ目的に入院中。検査の前日にトイレ前に急変・・・。

CPRチーム担当医師氏名	師長またはリーダー氏名	記載者氏名 内線またはPHS

◆図1　様式1：蘇生経過記録用紙

様式2：院内心肺蘇生報告書

発生記録

発生年月日		ID No.		CPA Working.
年 月 日				（CPAワーキングが記載）

患者氏名	生年月日		年齢		性別
	T・S・H・R ___ 年 ___ 月 ___ 日		___ 歳 ___ ヶ月		□1.男性 □2.女性

診療科	担当医

入院の主病名

心停止（急変）前に行われていた処置　（1の場合のみ1つ選択、他は複数選択）

□1.特になし　　　□4.抗不整脈剤投与　　　□7.植え込み型除細動器
□2.静脈路確保　　□5.心電図モニター　　　□8.心嚢ベースメーカー
□3.昇圧剤投与　　□6.気管挿管・人工呼吸　□9.その他（体外循環等）_____

心停止日時の有無（1つ選択）

□1.あり→ありの場合、心電図モニタリングの有無　○1.あり
□2.なし　　　　　　　　　　　　　　　　　　　　○2.なし
□9.不明

発生場所（1つ選択）

□1.外来　　　　　　　　　□3.外来　　　　　□7.放射線領域（カテ室を除く）
□2.集中治療室　　　　　　□4.トイレ周辺　　□8.屋外
　（ICU, CCUなど）　　　□5.手術室　　　　□9.その他（_____）
□2.一般病棟　　　　　　　□6.カテ室

初期（第一発見者が急変と判断したとき）の状況

心停止の直接原因（1つ選択）	初期（急変時）の状態（第一発見者の評価）（1つ選択）	初期心電図調律（1つ選択）	心停止時の心電図調律※（1つ選択）
□1.致死性不整脈 □2.急性冠症候群 □3.脳血管疾患 □4.肺塞栓 □5.呼吸器疾患	□6.窒息 □7.医原性（合併症含） □8.大血管疾患 □9.その他_____ □10.不明	□1.意識あり □2.意識なしだが、呼吸、循環あり □3.呼吸のみ停止 　（脈拍、循環のサインあり） □4.心肺停止	□1.心室細動　□5.徐脈 □2.心室頻拍　□6.洞調律 □3.心静止　　□7.その他 □4.PEA（無脈性電気活動）	□1.心室細動 □2.心室頻拍 □3.心静止 □4.PEA

最初は心停止ではなく、途中心停止へ移行した症例では、心停止移行最初の調律を※に記載

蘇生処置の状況

以下は心停止になった症例についてのみ記載

第一発見者による蘇生処置の有無		第一発見者に関する情報（1つずつ選択）	
○1.あり（実施したものを全て選択） ○胸骨圧迫 ○電気ショック ○人工呼吸 　○1.口対口 　○2.フェイスシールド下での口対口 　○3.バッグマスク　○4.ポケットマスク	○2.なし（理由を1つ選択） 　○1.発見時すでに死亡 　○2.蘇生無効と判断 　○3.DNARを確認 　○4.その他　　　　○3.不明	CPR受講歴　○1.あり　○2.なし 性別　　　　○1.男性　○2.女性 年代　　　　○1.～30代　○2.40～50代　○3.60代～ 職種　　　　○1.医師　○2.看護師 　　　　　　○3.コメディカル（　　　） 　　　　　　○4.その他（　　　）	職種

急変（虚脱）時刻 （目撃なしは発見時刻）	CPRコール 要請時刻	CPRチーム 到着時刻	心停止確認 時刻	CPR開始 時刻	モニター装着 時刻	最初の除細動 時刻	アドレナリン 投与時刻	気道確保（挿管） 時刻

AED使用の有無 （1つ選択）	あり使用者、使用者に関する情報（1つずつ選択）		CPRコール（1つ選択）	CPR中止　　　時　　　分
□1.あり □2.なし □9.不明	CPR受講歴　□1.あり　□2.なし 性別　　　　□1.男性　□2.女性 年代　　　　○1.～30代　○2.40～50代　○3.60代以上 職種　　　　□1.医師　□2.看護師 　　　　　　□3.メディカルスタッフ（　　　） 　　　　　　□9.不明		□1.活用 □2.活用せず □3.施設にCPRコール存在せず □9.不明	CPR中止理由（1つ選択） □1.自己心拍再開 □2.死亡　　　　□3.DNAR

時間経過 （分）	虚脱からCPR開始時	虚脱からCPRコール	虚脱からチーム到達	虚脱からモニター装置	虚脱から電気 ショック	虚脱からアドレ ナリン投与	虚脱から 気管挿管

転帰

自己心拍再開の有無　　□1.あり（24時間以上持続した場合に限る）
　　　　　　　　　　　　　□1.なし

死亡時の死亡診断書の死因 1 2 3	死亡日 ___ 年 ___ 月 ___ 日

生存退院　一ヵ月後または退院時のCPC=_____
□1.あり　□2.なし（院内死亡）

メモ

◆図2　様式2：蘇生経過報告書

memo

....

....

....

....

....

....

....

....

....

....

....

....

5. 3つの確認と救急カート

● まずは3つの確認を. 事前準備から蘇生処置ははじまっている!
● さまざまな感染防護具を用いたBLSに習熟しよう

❶3つの確認

普段から3つの確認を習慣づけるように心がける.

①**安全確認**：事故を未然に防ぐために, 周囲に危険な状況はないか, 安全を確認する.

②**感染防護**：自分の身を守るために, 体液汚染からの感染防護に配慮する.

③**資器材確認**：器具を使用する前に, 確実に使用できる状態であることを常に確認する.

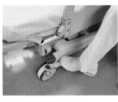
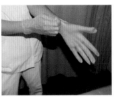

◆ 安全確認　　　　　◆ 感染防護　　　　　◆ 資器材確認

❷蘇生現場の安全確認

"心停止状態"は緊急を要する事態であり, 現場は混乱しがちである. そのなかでも慌てることなく, 安全に心肺蘇生ができる環境であるかを確認しながら処置を行うべきである. 不安定な場所では有効な胸骨圧迫もままならない. 胸骨圧迫に耐えうる安定した場所であるのか, ベッドやストレッチャーはストッパーがか

かっているのか，処置に使用した針は確実に廃棄できているのか，注意すべき点は多々ある．人を助けるためには自らが傷病者にならないように気をつけよう．

❸感染防護

１標準予防策

医療機関内での感染防護としては標準予防策が勧められている．蘇生処置においても同様に標準予防策が推奨されており，個人防護具（personal protective equipment：PPE）としてサージカルマスク，眼の保護具，エプロン，手袋の装着が基本である．ただし，最初に対応する医療従事者は手袋，サージカルマスクなど最低限のPPEで対応してもよい．

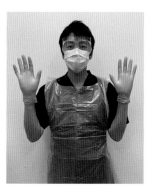

◆蘇生処置時のPPE

※本コースガイドブックでは救命処置をわかりやすく示すため，装着すべきPPEなどを省略した写真も一部使用している．

２バッグ・バルブ・マスク（BVM）

BVMを使用した人工呼吸実施において感染のリスクが低く，高濃度酸素が投与できる．病院や救急車内など日常業務として蘇生処置を行う場所では，

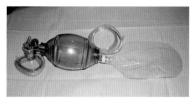

◆BVM

必要時に迅速に人工呼吸が開始できるようにBVMを準備しておくべきである．また蘇生処置にかかわる医療従事者はBVMを用いた人工呼吸に習熟しておくべきである　➔p72．

❸ マスクタイプの感染防護具

BVMがすぐに準備できない場合，マスクタイプの感染防護具は代替手段となるが，高濃度酸素投与を行うことはできない．救助者が常時携帯していれば，さまざまな場所で感染防護に配慮して人工呼吸を開始することができる ➡ p76 .

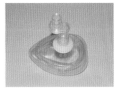

◆携帯型のフェイスマスク

❹資器材の確認

蘇生処置に使用する資器材は，常に使用可能な状態で準備されている必要がある．また使用直前にも使用可能な状態であるか最終確認する．喉頭鏡のライトは点くか，気道確保器具のカフはきちんと膨らむか，マニュアル除細動器のバッテリーは充電されているか／電源コードがつながっているかなどを確認し，常にベストの状態で蘇生処置に臨めるようにする．

蘇生処置に必要な薬剤についてもどの場所に保管されているかあらかじめ確実に把握し，必要時にすぐに蘇生現場で使用できるようにする．医療機関内では救急カートを整備し（表），可能な限り内容を統一して，院内のどの場所で急変が起こっても同じ質で対応ができるようにする．そしてカート内は常にチェックし，使用可能な状態にしておくことが望ましい．

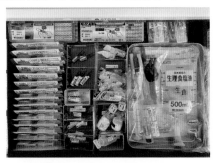

◆蘇生処置時に使用する薬剤の例

◆表　蘇生処置時に使用する物品

物品名	物品画像	定数	物品名	物品画像	定数
血圧計		1	ペンライト		1
BVM		1	空アンプル入れ（膿盆でも可）		1
記録用紙		2セット	アルコール綿		適量
タイマー		2	ゴミ袋		適量
時計		1	針捨てボックス		1

6. チーム蘇生について

- 蘇生処置はリーダー1人の力では行えない．複数の救助者が協働してはじめて可能になる
- 蘇生チームのメンバーは，職種にかかわらず共通のアルゴリズムを理解し訓練を積んでいることが望ましい
- 質の高いチーム蘇生を円滑に行うためには，リーダーシップとチームワークが重要となる

●チーム蘇生の要素：リーダーシップとチームワーク

The Voice ！ ハッキリ声を出して情報共有する！

1 役割分担

　チーム蘇生を行うためには必要な役割を理解しておかなくてはならない．標準的な蘇生処置には以下の6つの役割が必要になる．人数が少ないうちには複数の役割を1人の人が担当せざるを得ないこともある．また，人数が増えれば1つの役割を複数の人で担当してもよい．蘇生処置を実施している間にも役割を交代してよい．自らが担当している役割に求められていることを認識し，**ハッキリ声を出すことで行われている蘇生処置の経過や方針を共有できるようにしよう．**

- リーダー：蘇生チームをマネジメントする役割．第一発見者がリーダーになることが多いが，人が集まってきて蘇生処置に熟練した人がいれば交代してもよい．チームメンバーが十分いれば，リーダーは直接手を出さずに全体を俯瞰して評価・判断・指示を行う．器具を用いた気道確保実施後の位置確認や心電図波形の評価・判断などは，蘇生措置の質を左右する重大な行為であるのでリーダーが行う．

- **胸骨圧迫**：心肺蘇生の最も基本となる部分．1人で続けることは不可能なので，複数の人で1〜2分ごとに交代する → p52．
- **気道管理**：BVMによる換気，気道確保器具の使用，口腔内や気道の吸引などを担当する．BVM換気実施時に十分な人数がいる場合は，気道確保担当と人工呼吸担当に分かれて実施するとよい → p72．
- **モニター・電気ショック**：AEDやマニュアル除細動器の装着や操作を担当する．電気ショック時の安全確認も確実に行う．
- **静脈路確保・薬物投与**：静脈路などの薬物投与経路の確保や，薬物の準備を担当する．また，リーダーの指示により薬物投与を実施する．
- **記録**：人手が十分にあるときには，蘇生処置の記録係をつくる．記録係はタイムキーパーを兼ねるとよい．記録に専念できる人がいれば質の高い記録が可能になる．人数が不十分な場合，メモ書きでもよいので時間を記録する習慣をつけ，処置終了後に記録用紙にまとめる．

❷ 指示と復唱（closed-loop communication）

リーダーは，役割や行動について具体的にわかりやすく指示を出す．誰に向けて指示を出しているか明確にする．指示を受けたメンバーは復唱することで，指示を理解したこと，自分がその担当者となることを明示する．

❸ 情報共有

お互いが知り得た情報をチーム内で共有し，リーダーが次の行動につなげる（例：「VFなので電気ショックを行います」「既往に慢性腎不全があり，透析導入の検討中との記録がありました」など）．

特に，応援が駆けつけたときには簡潔に現状を共有したい．このときにSBAR（表）を意識すると情報が伝わりやすい．

また，チームメンバーは，指示が完了したときにも声を出して伝えることが望ましい（例：「モニター装着できました」「アドレナリン1 mgを投与しました」など）．

◆表　SBAR

S	Situation（状況）	「トイレで倒れていて心停止状態で発見された」
B	Background（背景）	「肝硬変の治療で入院中の60歳男性です」
A	Assessment（評価）	「吐血痕があり食道静脈瘤破裂が疑われます」
R	Recommendation（提案）	「静脈路を確保して生理食塩液を急速輸液してください」

４ 状況モニターと相互支援

　　お互いが役割を果たせているかを評価し，困難であれば交代や助言などの助け合いを行う．自己評価も大切で，できないことや疲れは言葉にして告げ，質の高い蘇生処置を継続できるようにする（例：「胸骨圧迫の深さが不十分になってきたので他のメンバーと交代しましょう」「気道確保がうまくできないので得意な人と交代をお願いします」など）．

　　リーダーは，適宜，蘇生処置中に実施した行為を振り返り，要約してチームメンバーに伝えるようにすると状況をチーム全体で共有でき，メンバーからの意見を聞く機会をつくることができる（例：「VFで発見され，電気ショックを3回実施しました．アドレナリン2回目を投与しましたが，他にできることはありますか」など）．

　　リーダーからの一方通行でなく，チームメンバー全員が助け合うことで蘇生処置の質を高められる（例：「リーダー，次はアミオダロンを使うのがよいのではないでしょうか」「循環が回復したので血圧を測りましょうか」など）．

５ 振り返り（デブリーフィング）

　　蘇生処置終了後に，短時間でよいのでチームメンバーを集め，自分たちの活動内容の評価（振り返り）を行う．反省点が見つかれば次の機会に向けて活動の質を高める効果があるだけでなく，アルゴリズムに従った処置ができていることが確認できればストレスマネジメントにもつながる．

column

蘇生処置後の精神的な影響

心停止の現場に遭遇しバイスタンダーとして心肺蘇生にかかわることで，誰もが何らかの心的ストレスを受けることになる．これは院外の一般市民はもちろんのこと，院内の医療従事者においても同様である．日常では遭遇しない大きな精神的衝撃を受けることは，悲しみや不安，怒り，罪悪感といった感情を引き起こす．一過性で改善することも多いが，日常生活に支障をきたす場合もある．これらを軽減するには誰かに経験を話すこと，地域のサポート窓口や専門医に相談することが勧められる．また，ICLSコースで「蘇生処置時に心的ストレスが発生する可能性があること」を受講者に伝えることは重要で，蘇生の現場に遭遇したときの精神的な影響の軽減につなげることができる．

1. BLS の実際

● 声を出しながらシミュレーションしてBLS手技に習熟しよう!

●BLSの流れを理解しよう

❶ 反応の確認

- 肩を軽くたたきながら大声で呼びかけ, 反応を確認する.
- 何らかの応答や目的のある仕草がなければ, 「反応なし」と判断する.

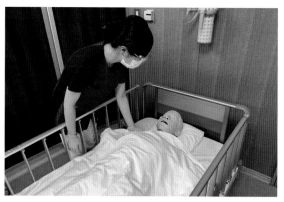

❷ 応援要請

- その場を離れずに大声で応援を求める.
- ベッドサイドではナースコールを活用する.
- 「救急コール・救急カート・除細動器 (もしくはAED)」を要請する.

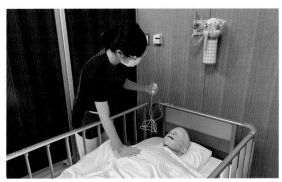

*救急コールは，実際に施設で使用している番号やコードを用いる

❸ 感染防護 → p35

- 感染防護がされていない状況であればPPEを装着する．この時点ではサージカルマスク，手袋など最低限のPPEで対応してもよい．

❹ 呼吸，脈拍の確認（10秒以内で）

- 仰臥位の患者の，胸と腹部の動きに注目して呼吸状態を評価する．頸動脈の脈拍の有無も同時に確認する．
- 呼吸がない，または死戦期呼吸（しゃくり上げるようなあごの動き）など，正常な呼吸がなく，頸動脈の脈拍を触知しなければ心停止と判断する．

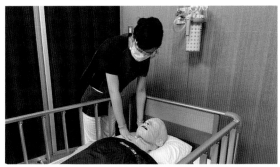

*時間をかけないこと！ 判断に迷ったら心停止と判断してすみやかに胸骨圧迫を開始する．

❺胸骨圧迫 `p52`

- ただちに胸骨圧迫からCPRを開始.
- 圧迫位置は胸骨の下半分. 剣状突起は押さないように.

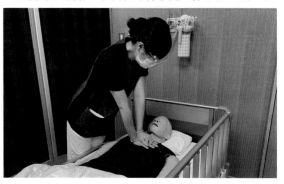

> **ポイント** 胸骨圧迫は強く, 速く, しっかり戻す, 絶え間なく!
> 胸骨圧迫は10秒以上中断しない!

❻人工呼吸 (準備ができしだい) `p68`

- BVMなどの人工呼吸用デバイスが届いたら, 気道を確保し人工呼吸を2回行う.
- 約1秒かけて, 胸が上がることが確認できる程度の量で.
- 以後, 胸骨圧迫30回, 人工呼吸2回のサイクルをくり返す

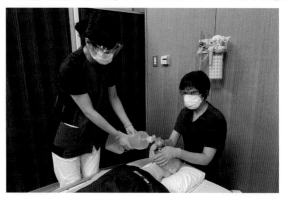

❼応援到着・CPR交代

- 胸骨圧迫を交代. 胸骨圧迫と人工呼吸を30：2で行う.
- 第一発見者である"あなた"がリーダーとなり, 蘇生チームをマネジメントする.

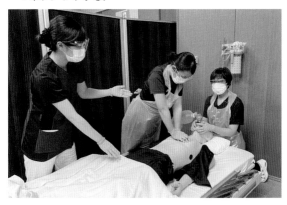

❽有効な胸骨圧迫

- マットレスを固くできるモード（CPRモード）がある場合にはCPRモードの使用, あるいは背板の使用を考慮する.
- それに伴う胸骨圧迫の開始の遅れや中断時間を最小限にする.

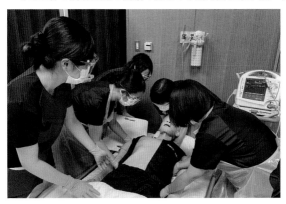

AED が届いた場合 ⟶ p60

⑨ AED 装着

- AED の電源を入れ，音声メッセージに従って電極パッドを装着する．

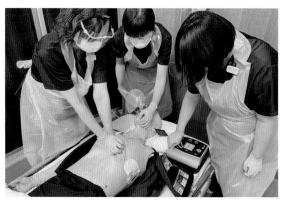

⑩ 電気ショックの適応判断

- AED が「患者から離れてください」という音声メッセージとともに，心電図を解析する．

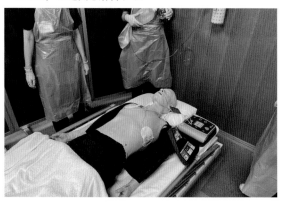

⑪-1 電気ショックの適応あり

- 電気ショックの適応があれば，自動的に充電が開始される．安全を確認して電気ショックを実施，電気ショック後はただちに胸骨圧迫を再開する．

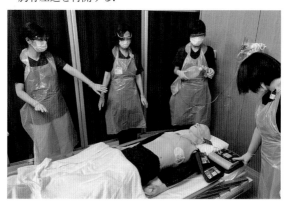

⑪-2 電気ショックの適応なし：ただちに胸骨圧迫再開

- 電気ショックの適応がなければ，ただちに胸骨圧迫を再開する．
- 胸骨圧迫の中断を最小限にする．

＊正常な呼吸や目的のある仕草が認められるまで，AEDの指示に従い2分ごとに⑩〜⑪をくり返す．

⑫ 除細動器のモニター装着

- 誘導はⅡ誘導，感度は1倍に設定する.

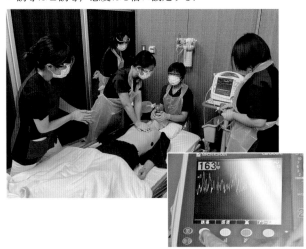

⑬ 心電図波形の評価・判断

- 胸骨圧迫を中断し，心電図波形を評価・判断する.

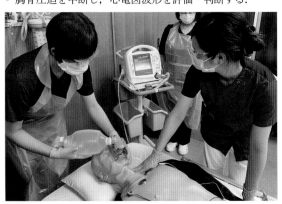

＊胸骨圧迫の中断は10秒以内に.

⑭心電図波形の宣言

- 胸骨圧迫を再開し，判断した心電図波形を宣言する.

⑮-1 VF/無脈性VTならば電気ショック ◆p90

- 安全確認が重要.
- 電気ショック後は，ただちに胸骨圧迫再開する.

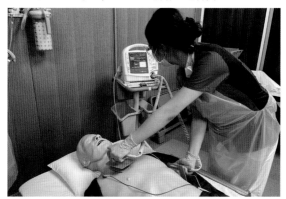

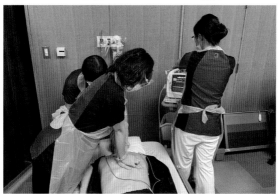

⑮-2 PEA/心静止ならばCPRを継続

＊正常な呼吸や目的のある仕草が認められるまで，2分ごとに⑬〜⑮
をくり返す.

ポイント チーム一丸となり統率のとれた心肺蘇生を行う．記録係は時間経過と処置内容を記録する．

注意点 指示を出すときは，相手を特定して具体的に．指示を受けた人は声を出してしっかり復唱．

column

小児・乳児の蘇生処置について

心肺蘇生の基本的な考え方は小児・乳児でも成人と同じである．しかし，病気や病態を考えるとき，小児・乳児は「小さな大人ではない」と言われているように，対応方法では違いがある．以下に成人との違いをいくつか列挙するが，詳細については成書を参照されたい．

- 心停止の予防が重要である
- 心停止の原因として呼吸停止由来のものが多い
- 気道管理では乳児の解剖学的特徴に留意が必要である（肩パッドの使用など）
- 補助換気回数が異なる（2〜3秒に1回）
- 循環の評価を行う場合，場所が異なる
  （乳児：上腕動脈，小児：大腿動脈・頸動脈）
- 救助者2人の場合の胸骨圧迫・人工呼吸比が異なる（15：2）
- 胸骨圧迫の深さ（乳児：胸郭の前後径の少なくとも1/3または約4 cm，小児：胸郭の前後径の少なくとも1/3または約5 cm），および方法（乳児：2本指法・胸郭包み込み両母指圧迫法，小児：片手法）が異なる

memo

....

....

....

....

....

....

....

....

....

....

....

....

2. 質の高い胸骨圧迫

- 正常な呼吸がなく，脈拍の触知が確実でなければ，心停止
- 強く，速く，しっかり戻す，絶え間のない胸骨圧迫が心肺蘇生の基本

❶心停止の判断

　軽い刺激とともに呼びかけても反応がなければ，応援を要請したうえで呼吸の有無を胸と腹部の動きを見ながら確認する（図1）．医療従事者は頸動脈の脈拍も同時に確認する．正常な呼吸がなく，頸動脈を触れなければ，心停止と判断してただちに胸骨圧迫を開始する．死戦期呼吸は心停止として扱う．呼吸様運動があっても脈の拍動の有無に自信がもてなければ心停止と判断する．

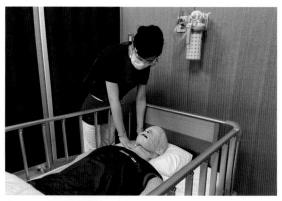

◆図1　呼吸の確認
胸と腹部の動きに注目して確認．この段階では気道確保を行う必要はない．

　判断に迷う場合やわからないときはただちに胸骨圧迫を開始する．圧迫の刺激に対して意味のある反応があれば，再度呼吸と脈拍の確認をすればよい．心停止の判断は10秒以内に行う．

column

呼吸の確認

心停止の判断は，"10秒以内で，脈を触れながら胸と腹部の動きを見て確認"と「JRC蘇生ガイドライン2020」にある．さらに "脈拍の有無に自信がもてなければ，呼吸の確認をして躊躇なくCPRを行う"とある．では，呼吸の確認方法はというと，しっかりした記載はない．本当に正しく評価できるのだろうか？と不安に思われた方もいるかもしれない．実は日本蘇生協議会を含めた各国の蘇生ガイドラインでは，改訂のたびに呼吸の確認の方法が簡略化されている．これは呼吸の確認にできるだけ時間を要さずに迅速にCPRをはじめる，という目的に沿ったためである．大切なのは "時間をかけずに評価を行う"，ということである．

死戦期呼吸

突然の心停止時には，全脳血流の低下により不規則かつあごをしゃくり上げるような呼吸がみられることがある．死戦期呼吸とよばれるこの呼吸様式は，1923年にThomas Lumsdenの動物実験による発表が最初とされている．死戦期呼吸を見た場合は，"呼吸がない"と同義ととらえ，CPRを躊躇なく開始する必要がある．とはいえ，見たことがないものを判断するのは難しい．昨今はインターネット上の動画サイトなどでも閲覧できるので，一度確認をしておいていただきたい．

❷脈拍の確認

　医療従事者は，呼吸の確認と同時に頸動脈の脈拍の有無の確認を行う．医療従事者でも頸動脈触知の判断は難しいこともあり，判断に迷ったりわからない場合は，脈拍はないものとして胸骨圧迫を開始する．頸動脈を触れる位置は，おおよそ胸鎖乳突筋の前方内側であり（図2），普段から正常に触知できる状態で確認しておくとよい．脈拍は示指，中指の指先で，あるいは環指を添えて柔らかく触知する．

> **ポイント**　時間をかけすぎないこと！
> 　　　　　迷ったりわからない場合は心停止と判断する．

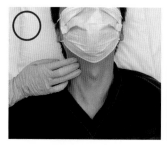 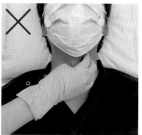

◆図2　頸動脈の触知
甲状軟骨の外側で胸鎖乳突筋との間にある頸動脈の脈拍を確認する．
自分側の頸動脈を触知する．

❸胸骨圧迫のポイント

❶胸骨圧迫の部位

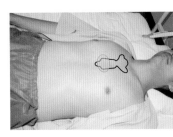

- 圧迫部位は胸骨の下半分（目安としては胸の真ん中もしくは乳頭と乳頭を結んだ線の中間）に片方の手の基部を置き，もう一方の手を重ねて圧迫する.
- 剣状突起は絶対に押さないようにする.

❷胸骨圧迫の方法

- 救助者の肩が圧迫部位の真上になる姿勢をとり，両肘をしっかり伸ばして垂直方向に圧迫する.
- 手の基部が正しく胸骨上にあれば，指は組んでも組まなくてもよい.

❸胸骨圧迫の深さ

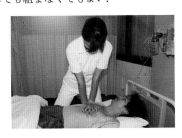

- 胸壁が約5 cm沈むように強く圧迫する.
- また6 cmを超える圧迫は避ける.

❹胸骨圧迫の解除

- 毎回の胸骨圧迫の後は圧迫を完全に解除して，胸壁がもとの高さに戻るようにする（リコイル）.
- 圧迫している時間と解除している時間は，ほぼ1：1になるのが理想である.

❺胸骨圧迫のテンポ

- 1分間あたり100〜120回のテンポで圧迫する.

❻胸骨圧迫比率

- CPRを行っている時間のうち,実際に胸骨圧迫を行っている時間の比率を胸骨圧迫比率(CCF)という.
- 胸骨圧迫比率が少なくとも60%となるようにする(column参照 p57).

ポイント
- 胸骨圧迫は可能な限り中断しない.中断する場合も10秒以内とする!
- 胸骨圧迫は1〜2分ごとに,疲れを自覚する前に交代する.交代はすばやく中断がないように.
- 複数の救助者で胸骨圧迫する際は胸骨圧迫の部位,深さ,リコイル,テンポなどを互いに確認する.
- 正常な呼吸や目的のある仕草が出現しない限り,脈拍を確認する必要はない.
- ベッドマットレスを固くできるモード(CPRモード)がある場合にはCPRモードを使用する.ベッドが柔らかければ背板の使用を考慮する.背板を入れるときには,胸骨圧迫の開始の遅れや中断は最小限にする

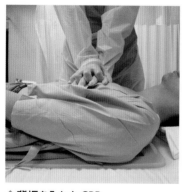

◆背板を入れたCPR

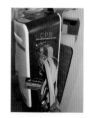

◆CPRモード(エア抜きコネクターの例)

---

column

フィードバック装置を用いたトレーニング

CPRの目標は重要臓器，特に心臓と脳の酸素化である．救命率や社会復帰率を上げるためには，質の高いCPRを身につけておくことが重要である．胸骨圧迫の深さやテンポをリアルタイムでフィードバックできる装置やシミュレーターを利用するトレーニングは有効である．胸骨圧迫比率（CCF，下記参照）を表示するシミュレーターもある．加えて換気量も適切にフィードバックできるシミュレーターが普及することが望ましい．実際の臨床でフィードバック装置を使用する場合は，実施されたCPRを振り返り，今後のCPRの質の改善につなげることが重要である．

胸骨圧迫比率（CCF）は高いほどよい？

CPRの時間のうち，実際に胸骨圧迫を行っている時間の割合を胸骨圧迫比率（chest compression fraction：CCF）という．「JRC蘇生ガイドライン2020」では，この割合をできるだけ高くして，少なくとも60％とすることが提案されている（弱い推奨，エビデンスの確実性：低い，Grade 2C）．ただし，この提案に至る作業過程で，CCFをできるだけ高くすること，すなわち，CCF＞80％ではCCF≦80％に比べて臨床的転帰が悪いという否定的な研究と，肯定的な研究とが混在しており，これらの結果の解釈には注意を要する．CCFと傷病者の転帰の関連については，今後もさらなる検討が必要であると結論づけられている．

機械的CPR装置は有用？

用手的胸骨圧迫を長時間継続すると，疲労により胸骨圧迫の質の低下が起こりうる．また，ストレッチャーの載せ替えを要するときなどには，胸骨圧迫を中断せざるを得なくなる．ECPR（体外循環式心肺蘇生 ●p115）の導入時なども清潔野の設定等で胸骨圧迫の質の低下が起こりうる．機械的CPR装置の導入により，これらの胸骨圧迫の質の低下や中断を免れる可能性がある．本邦にはLUCAS®，オートパルス®，Clover3000等の製品が認可されている．ただし，現状では機械的CPR装置による胸骨圧迫と用手的胸骨圧迫では優劣はないとされている．装置によって禁忌もあるため，習熟してから使用にあたることが肝要である．

3. 人工呼吸時の感染防護

● さまざまな感染防護具を用いた人工呼吸に習熟しよう

❶バッグ・バルブ・マスク（BVM）

　　高濃度酸素が投与でき，感染のリスクが低いため，病院や救急車内にはBVMを準備しておくべきである．また救助者となる可能性がある医療従事者はBVMを用いた人工呼吸に習熟しておくべきである．1人で換気することを想定してECクランプ法は事前にトレーニングしておきたい（図1A）．複数の救助者で人工呼吸を担当できる場合は，1人が両手でマスクを保持し（Airway担当），別の人がバッグを押して送気する（Breathing担当）方が，確実に換気できる（図1B） ● p74 ．

＊COVID-19を想定したフィルターの装着については，「補遺」参照 ● p132 ．

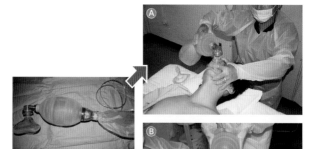

◆図1
BVMによる人工呼吸

　ベッドサイドや診察室などの診療の現場では，BVMがすぐに使用できるように準備しておくことが望ましい．人工呼吸の準備ができるまでは胸骨圧迫のみを続ける．人工呼吸と胸骨圧迫が円滑にできるように習熟しよう．

❷マスクタイプの感染防護具

　BVMがすぐに準備できない場合，マスクタイプの感染防護具（フェイスマスク）は一方向弁を装着すれば感染防護の代替手段となるが，高濃度酸素投与を行うことが難しい点には留意する．BVMと同様にマスクを顔にあてて手を使って保持するが，1人で換気を行う場合でも両手を使って保持をすることが可能である（図2）◆p76．

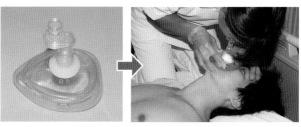

◆**図2　携帯型のフェイスマスクによる人工呼吸**

> **ポイント**
> ・1回の換気に1秒をかけ，胸郭が軽く挙上するのを確認しながら送気する．
> ・人工呼吸のための感染防護具が準備できるまでは胸骨圧迫を続けること！

4. AEDの使用手順

- すみやかな胸骨圧迫開始とAEDの使用が蘇生成功の鍵
- AED使用時には安全確認が必須

❶AEDとは

AED（automated external defibrillator：自動体外式除細動器）は，心肺蘇生に不慣れなものによる使用を前提に開発された除細動器であり，音声ガイドと心電図自動解析の機能を有する.

AEDの電極パッドには，「小学生〜大人用パッド」と「未就学児用パッド」の2種類がある.

❷AEDの使用手順

❶AEDが到着
- AEDの設置場所をあらかじめ知っておく.
- AED到着まで質の高いCPRを実施する.

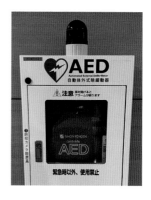

❷ まず電源を入れる

* AEDは "電気器具"!! 電源を入れることから始まる.
* 電源ボタンを入れたら, 音声メッセージに従って操作する.

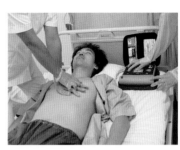

* ふたを開けると自動的に電源が入る機種もある.

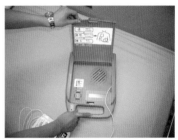

❸ 電極パッドを肌に貼り付ける

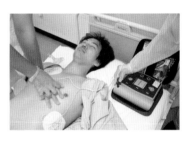

* 電極パッドを貼る位置はパッドや袋に描かれている. 右は鎖骨の下で胸骨の右. 左は脇の下5~8 cmくらいで乳頭の斜め下.
* ケーブルを本体に接続することが必要な機種もある.
* パッドを貼り付ける間も可能な限り胸骨圧迫を中断せずに.

❹ 心電図の解析中は離れる

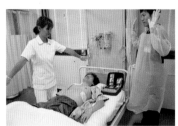

- 「患者から離れてください」という音声メッセージとともに, 心電図の解析が自動で始まる.
- 解析後, 電気ショックの適応であれば充電が自動で始まる.

❺ 安全確認

- 胸骨圧迫の中断時間を最小にするため, 充電中に安全確認を行い, 電気ショックが指示された直後にショックボタンを押せるよう準備するのが望ましい.

  ⇨❻-1 もしくは❻-2 へ

電気ショックの適応あり

❻-1 電気ショックの実施

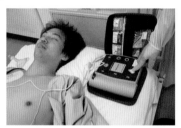

- 電気ショックが指示されれば, 周囲の安全を確認して, ショックボタンを押す.

❼ 電気ショック後ただちにCPR再開

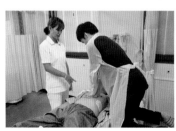

- 電気ショックを行った後は, ただちに胸骨圧迫からCPRを再開する.
- AEDは2分おきに自動的に心電図解析を行う (音声メッセージの指示に従う).

電気ショックの適応なし

❻-2 ただちにCPR再開

- 電気ショックの適応でなければただちにCPR再開.
- AEDは2分おきに自動的に心電図解析を行う（音声メッセージに従う）.

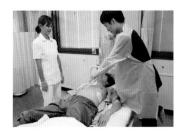

ポイント いつでも躊躇なくAEDを使える環境づくりをしておく.

注意点 電気ショックが成功してもすぐにはAEDのパッドをとり外さないこと.
AEDのパッドを貼る前に以下の点に注意すること
- 体表が濡れていれば乾いたタオルで拭く.
- 貼付薬剤があれば除去する.
- 胸部に体毛が密集しているときはパッドを再度強く押し付けて密着させる.
- ペースメーカー/ICD（埋込み型除細動器）が留置されている患者では，これらの機器の膨らみ部分を避けてパッドを貼る.
 ICDの電気ショックが作動している場合には，救助者が感電しないように，その完了まで30～60秒待った後でパッドを貼る.
- 高濃度酸素が存在する状況下で電気ショックを行う場合には，高流量の酸素が直接患者の胸に向かわないように注意する.
- 未就学児・乳児に対しては，未就学児用パッドもしくは未就学児用モードを用いる.
 ※1 ただし，未就学児用パッドがないなどやむをえない場合には，小学生～大人用パッドを代用する.
 ※2 未就学児用パッドを就学児や成人に使用しても効果が期待できず，使用してはならない.

column

オートショックAED

AEDのなかには心電図の解析後，電気ショックが必要な場合には，ショックボタンを押さなくても電気が流れるオートショックAEDという機種がある．すでに海外では販売・使用されていたが，日本でも2021年7月に認可され，各メーカーから販売がはじまっている．

バイスタンダーにとってショックボタンを押す際のストレスがなく，迅速な電気ショックができるメリットがある．しかし，一方で，カウントダウンなどの後に自動的に電気ショックが行われるため安全確認にはより注意が必要である．電気ショックの際には患者から離れるよう音声メッセージが流れるので，AED操作時は基本通り音声メッセージに従うことが大切である．

5. 気道異物除去

- 異物による気道閉塞は，日常診療のなかで遭遇する機会は決して少なくない
- 苦しそう，顔色が悪い，声が出せないといった状況から気道異物を疑う．母指と示指で喉をつかむ「窒息のサイン」（図1）も重要

❶用手的な気道異物除去

用手的気道異物除去の方法としては，何らかの方法で勢いよく気道内圧を上昇させて異物を出す方法と，直接取り出す方法とがある．

■1 反応がある場合

意思の疎通ができる場合には，「これから助ける（のどに詰まったものをとる）ための処置をする」ことを伝えてから処置を行う．意識のある患者では，まず咳を促す．咳で異物が除去できなければ，まずは背部叩打法を行い，効果がなければ腹部突き上げ法または胸部突き上げ法を行う．

背部叩打法は，患者の後方から左右の肩甲骨の間を手の基部で連続して叩き，気道内圧の上昇を促す方法である（図2）．**腹部突き上げ法（ハイムリック法）**は横隔膜を押し上げることにより気道内圧を上昇させる方法である（図3）．傷病者の背後に回って握り拳の母指側を臍より少し上，剣状突起から十分に離れた位置にあてる．もう一方の手を上に重ねてすばやく手前上方に引き上げて実施する．

高度肥満患者や妊婦の気道異物除去では，腹部突き上げ法では

なく**胸部突き上げ法**を施行する．腹部突き上げ法と同様に握り拳をつくり，胸骨圧迫の位置で胸骨を手前に突き上げる．

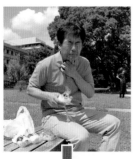

◆図1　窒息のサイン

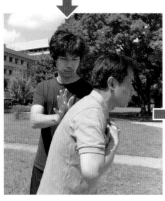

◆図2　背部叩打法

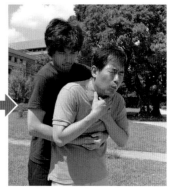

◆図3　腹部突き上げ法

2 反応がなくなった場合

　反応がなくなった場合は，通常の手順でCPRを開始する．ただし，気道確保をするたびに口の中に固形の異物が見え，摘出が容易なら直接取り出す．盲目的指拭法は異物を押し込んでしまう可能性があるため行わない．訓練を受けた医療従事者は，喉頭展開下に異物を確認してよい（次頁参照）．

❷器具を用いた気道異物除去

医療施設内では，器具を用いて直視下に異物を確認して除去する方法に習熟する必要がある．喉頭鏡による喉頭展開下に，マギール鉗子（図4）を用いて異物を除去するのが一般的である．

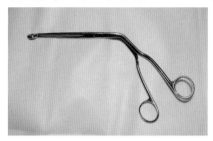

◆図4　マギール鉗子

1. 酸素投与

● 蘇生処置時の気道管理の要点は，気道確保，換気，高濃度酸素投与

❶ 酸素投与の重要性

動脈血の酸素化を簡易的に評価する方法に経皮的動脈血酸素飽和度（SpO_2）測定があり，より正確な評価として動脈血ガス分析による動脈血酸素分圧（PaO_2）測定がある．

一般に，$SpO_2 < 90$ ％または $PaO_2 < 60$ mmHg が低酸素血症で，酸素投与の適応である．$SpO_2 < 70$ ％でチアノーゼが出現する．低酸素血症の存在が疑われる場合には，正確な動脈血酸素飽和度が測定される前であっても早期に酸素投与を開始する．

心肺蘇生時には，高濃度酸素投与が必須で，可能な限り最大の濃度で酸素投与を行う．

自己心拍再開（ROSC）後も低酸素血症を回避する必要があり，SpO_2 または PaO_2 が確実に測定されるまでの間は，引き続き高濃度での酸素投与を続ける．確実な測定が可能であれば高酸素症も避けることが望ましく，病態に応じて 92〜98 ％の酸素飽和度を目安に酸素投与量を調節する．

❷ 酸素投与のデバイス（図1）

  ❶ 鼻カニューレ
  ❷ 酸素マスク
  ❸ リザーバ付き酸素マスク

❶鼻カニューレ

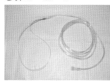

❷酸素マスク

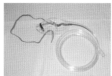

❸リザーバ付き酸素マスク

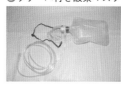

◆**図1　酸素投与デバイス**

　鼻カニューレからの酸素投与は，流量が多くなれば鼻の痛みや粘膜の損傷を生じる可能性があり，最大でも5 L/分までにとどめ，それ以上の酸素流量では，酸素マスクを用いる．

　逆に酸素マスクを5 L/分未満の酸素流量で使用するとマスク内にたまった呼気ガスを再吸入する可能性があり，5 L/分以上で用いることが望ましい．

　リザーバ付き酸素マスクでは，リザーバ内の酸素を吸入できるので，高い吸入酸素濃度を得ることができる．100%吸入酸素濃度を目的とする場合，供給される酸素で常にリザーバが満たされている必要がある．

　各デバイスの吸入酸素濃度の目安を表，図2に示す．

◆**表　吸入酸素濃度の目安**

デバイス	吸入酸素濃度（%）
鼻カニューレ	20＋酸素流量(L/分)×4
酸素マスク	5〜6 L/分：40% 6〜7 L/分：50% 7〜8 L/分：60%
リザーバ付き酸素マスク	酸素流量(L/分)×10程度

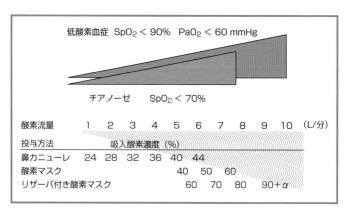

低酸素血症　SpO$_2$ < 90%　PaO$_2$ < 60 mmHg

チアノーゼ　SpO$_2$ < 70%

酸素流量	1	2	3	4	5	6	7	8	9	10	(L/分)
投与方法	吸入酸素濃度（%）										
鼻カニューレ	24	28	32	36	40	44					
酸素マスク					40	50	60				
リザーバ付き酸素マスク					60	70	80		90+α		

◆ **図2　デバイスによる吸入酸素濃度の違い**

❹ バッグ・バルブ・マスク（BVM）

BVMは，傷病者の顔に密着させるマスクに，自己膨張型のバッグと一方向弁を組み合わせた陽圧換気が可能な器具である（図3，4）．酸素化が不十分な傷病者に陽圧をかけて気管支と肺を拡げながら換気ができるとともに，自発呼吸が弱いもしくはない傷病者に人工呼吸を行うことができる．

リザーバがついていない場合は，バッグが自己膨張する際に空気を吸い込んでしまって酸素と混じるため，最大でも酸素濃度は60%程度となる（図5A）．

リザーバを装着し，供給される酸素で常にリザーバが満たされている場合は，バッグが自己膨張する際にリザーバ内の酸素を吸い込むため，高濃度の酸素を供給できる（図5B）．

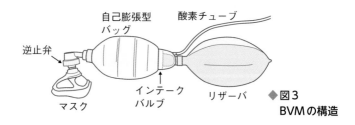

◆ **図3 BVMの構造**

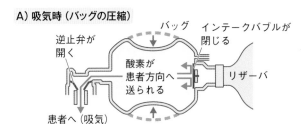

A) 吸気時（バッグの圧縮）

バッグ　インテークバブルが
閉じる

逆止弁が
開く

酸素が
患者方向へ
送られる

リザーバ

患者へ（吸気）

B) 呼気時（バッグの圧縮解除）

バッグ　インテークバブルが
開く

逆止弁が
閉じる

酸素が
流れ込む

リザーバ

患者から（呼気）

◆図4　BVMによる酸素の流入

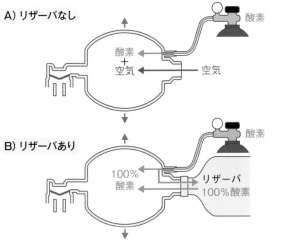

A) リザーバなし

酸素
酸素
＋
空気

空気

B) リザーバあり

酸素
100%
酸素

リザーバ
100%酸素

◆図5　リザーバの役割

2. 用手的気道確保と換気

- 用手的気道確保の方法に習熟しよう
- BVMを用いた換気に習熟し、急変発生時に有効な換気（人工呼吸）ができるようになろう

❶用手的気道確保

　換気の前提として、気道確保がされていることが求められる。器具を用いないでできる気道確保（用手的気道確保法）は重要である。1人でCPRを実施するためには、頭部後屈あご先挙上法が適している。下顎挙上法は臨床的に有用であるが、熟練が必要であり事前に習熟しておく必要がある。

　気道分泌物などで気道確保が阻害されることがあるため、気道確保や換気が必要な場面では、必ず吸引のための器具を準備するように心がけよう。

❶ 頭部後屈あご先挙上法

　頭とあご先に手をあて、あご先を持ち上げて気道を確保する。

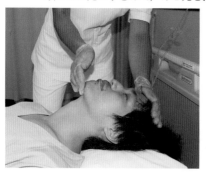

◆図1
頭部後屈あご先挙上法

2 下顎挙上法

左右の下顎角をつかんで下顎を前方に押し出すとともに引き上げる．頸髄損傷が疑われるなどの場合はこの方法で行うが，気道確保が困難であれば頭部後屈を加えてよい．

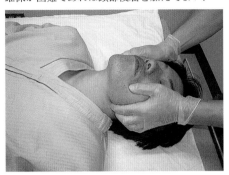

◆図2 下顎挙上法

❷換気の方法

いずれの方法でも気道確保を確実に行いながら換気を行う．心肺蘇生時には，送気（吸気）は約1秒かけて胸が上がることが確認できる程度の量とする．胸骨圧迫と人工呼吸の比は30：2で同期して行う．ベッドサイドや診察室などの診療の現場では，BVMがすぐに使用できるように準備しておくことが望ましい．

1 バッグ・バルブ・マスク（BVM）での換気

BVMで換気をする際には，マスクを傷病者の顔に密着させながら下顎を引き上げて気道を確保して送気する．1人で換気することを想定してECクランプ法は事前にトレーニングしておきたい．頭の下に枕を入れてスニッフィングポジションとすると換気が良好になる．高濃度酸素が必要な場合は必ずリザーバを装着し，常に酸素で膨らんでいる状態にする必要がある．

❶ ECクランプ法 (片手法)

　　まず一方の手でマスクを持つ．母指と示指で軽く圧迫してマスクを顔に密着させ，小指を下顎角にかけ，残りの中指，環指を下顎に添えて下顎を挙上する（Airway）．もう一方の手はバッグに添えて換気を行う（Breathing）．

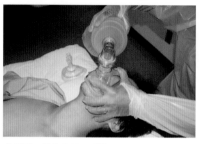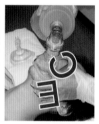

◆図3　ECクランプ法
指がE・Cの形となる

❷ 両手ECクランプ法，両手母指球法 (VEグリップ法)

　　複数の救助者で人工呼吸を担当できる場合は，1人が両手でマスクを保持し（Airway担当），別の人がバッグをもんで送気する（Breathing担当）方が，確実に換気できる．両手でマスクを保持する方法には，両手でECクランプ法を行う方法と，両手の母指と母指球でマスクを顔に密着させ残りの指で下顎挙上を行う両手母指球法（VEグリップ法）がある．

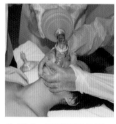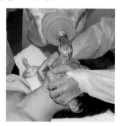

◆図4　両手ECクランプ法　　◆図5　両手母指球法（VEグリップ法）

❸ BVMによる換気の実際

　救助者が少ないときには1人でBVM換気を行わなければならない場面も想定できるため，片手でのECクランプ法にも慣れておきたい．事前の訓練として，いったん両手を用いてECクランプ法を行い，確実に気道が確保できた段階で片手を離してバッグに添え，換気を行う練習をしておくとよい．

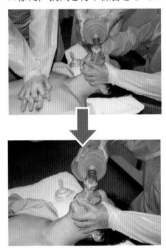

◆図6　両手法から片手法へ

　2人でCPRを行う場合，1人が両手でマスクを保持することに専念し，もう1人が胸骨圧迫とバッグの加圧を行う方法が有用である．1人でCPRを行う場合，人工呼吸にBVMを用いると胸骨圧迫中断時間が長くなる可能性がある．移動せずに側方から人工呼吸のできるマスクタイプの感染防護具を用いるか，有効な胸骨圧迫に専念する．

◢ マスクタイプの感染防護具での換気

BVMと同様にマスクを傷病者の顔に密着させて使用する．救助者が口で息を吹き込むため，酸素インレットを併用した場合でも高濃度酸素投与を行うことはできない．1人でCPRを行う場合は患者の側方から頭部後屈あご先挙上法（図7）で，複数でCPRを行う場合は患者の頭側から下顎挙上法（図8）で気道確保を行う．

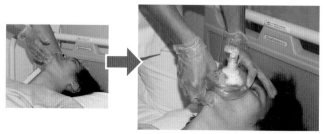

◆図7　患者の側方から人工呼吸を行う場合（頭部後屈あご先挙上法）

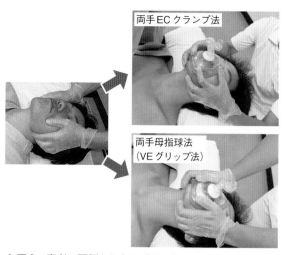

両手ECクランプ法

両手母指球法
（VEグリップ法）

◆図8　患者の頭側から人工呼吸を行う場合（下顎挙上法）

3. 気道確保器具

- 基本は用手的気道確保に習熟すること
- 職種に応じて複数の気道確保手段を身につけておこう

　継続的に気道確保が必要な場合，用手での気道確保の代わりに器具を用いて補助をするとよい．用手での気道確保が困難な場合には，積極的に気道確保器具を用いる．

　心肺蘇生時の気道確保手段として，①口咽頭エアウェイ＋BVM，②声門上気道デバイス，③気管挿管のいずれを用いても蘇生率が変わらなかったという報告もある．それぞれの職種に応じて複数の気道確保手段を身につけておこう．

❶基本的な気道確保器具

　基本的な気道確保器具には鼻咽頭エアウェイと口咽頭エアウェイがあり，臨床で頻用される．

■1 鼻咽頭エアウェイ

　鼻腔から挿入し，舌根の裏側を通って喉頭までの気道を確保するための器具（図1）．顔に対して垂直に挿入するとよい．挿入時に鼻出血をきたさないように愛護的に挿入する．頭蓋底骨折が疑われる場合は頭蓋内への迷入の恐れがあるため使用しない．

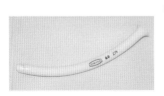
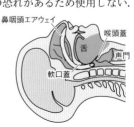

◆図1　鼻咽頭エアウェイ

② 口咽頭エアウェイ

　口腔から挿入し，舌根を持ち上げて気道確保するための器具（図2）．嘔吐反射を誘発するため，心停止や高度意識障害のときのみ使用できる．心停止時にBVMと組み合わせて用いると有用であることが報告されており，使用に熟練しておくとよい．

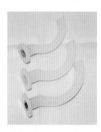
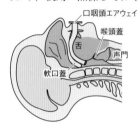

◆図2　口咽頭エアウェイ

❷ 高度な気道確保器具

　高度な気道確保には，声門上気道デバイスの挿入や気管挿管がある．声門上気道デバイスは挿入が容易であり，心停止に対する使用は増加している．気管挿管はより多くの訓練と練習が必要であり，食道挿管による換気不良や，胸骨圧迫の中断時間を増加させる可能性がある．そのため最初の10分間に気管挿管を実施することにこだわる必要はない．しかし蘇生処置に熟練した医療者が応援に到着した後には気管挿管を行う可能性があり，気管挿管の準備と介助については習熟しておこう．

① 声門上気道デバイス

❶ ラリンゲアルチューブ

　チューブ先端に食道カフ，チューブ手前に咽頭カフがついている構造（図3）．口腔から先端を食道に留置しカフを膨らませると，食道カフが食道を閉鎖，咽頭カフが咽頭を閉鎖し，チューブから換気を行うとカフの間にある換気口を通じて喉頭-気管へと換気が可能な構造になっている．

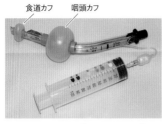

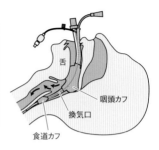

食道カフ　咽頭カフ

咽頭カフ

換気口

食道カフ

◆図3　ラリンゲアルチューブ

❷ ラリンゲアルマスクエアウェイ (LMA)，i-gel®

　チューブ先端に喉頭部を覆う形のカフまたは可塑性素材がついている構造である（図4）．口腔から先端を喉頭蓋まで進めて留置する．先端がカフのものはカフを膨らませて喉頭部にフィットさせる（LMA）．先端がジェルのものは自然に喉頭部にフィットするような素材でつくられている（i-gel®，図5）．いずれもBVMや人工呼吸器で換気を行うと，チューブ先端から喉頭–気管へと換気できる．

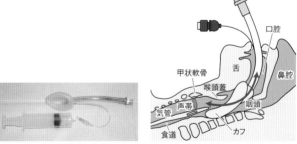

口腔

甲状軟骨　舌

喉頭蓋　　　　　鼻腔

気管　声帯　　　　　咽頭

食道　　　　カフ

◆図4　ラリンゲアルマスクエアウェイ (LMA)

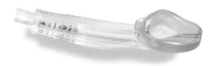

◆図5　インターサージカル i-gel®
(Intersurgical Ltd.)

2 気管チューブ

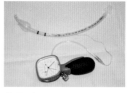

チューブ先端を気管内に留置し，チューブから直接気管へと換気するための器具（図6上）．喉頭鏡やビデオ喉頭鏡を用いて声門を直視下におき，声帯と声帯の間にチューブ先端を通す．成人の場合は先端カフのついた製品を使用し，小児の場合は先端カフのないものを使う場合がある．長期留置する場合はカフの圧による気管上皮の血流阻害を防ぐため，カフ圧計などで圧の管理をすることが望ましい．

◆図6
気管チューブとカフ圧計

> 少なくとも2種類以上の気道確保器具に習熟しておくべきである．

❸ 高度な気道確保後の換気 ●p88

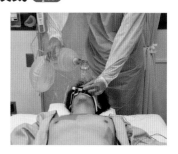

気管挿管後は，胸骨圧迫と換気は**非同期**で行う．

声門上気道デバイスを使用した場合は，「適切な換気が可能であれば」胸骨圧迫と換気は非同期でそれぞれ行ってもよい．**非同期の場合の換気回数は10回／分（6秒に1回）程度とする．**

column

CPRにおける換気の同期・非同期

胸骨圧迫時には胸腔内圧が上昇する．BVM換気など高度な気道確保を行っていない状況では十分な換気ができず，胃の膨満による換気の悪化や胃内容物の逆流を起こす可能性がある．そのため，胸骨圧迫と換気は同期で行う必要がある．高度な気道確保を行ったうえでは胃内容物の逆流からの誤嚥を起こす確率は低く，非同期で換気を行うことができる．

4. 気管挿管の準備と介助

● 気管挿管は，確実で安定した気道確保の方法である．誤嚥を防止でき，気道からの分泌物を吸引できる
● 一方で，気管挿管は熟練を要する侵襲的手技であり，適応や合併症を熟知する必要がある

　ICLSコースでは気管挿管の手技は必須ではないが，チーム蘇生のなかでこれを安全・確実に行うためのポイントは理解し，準備と介助ができるようになろう．

❶気管挿管の準備

　一般的に，気管挿管の準備として，以下をチェックする．事前準備がおろそかであれば，患者を危険にさらすことにもなる！
① 感染防護
② 資器材確認
③ 十分な酸素化
④ ポジショニング

1 感染防護

- 標準予防策が推奨される．
- 手袋，サージカルマスクは必須．
- 眼の保護具，エプロンも装着するのが望ましい．

❷資器材確認

下記に示すような器具が準備されているかを確認する.

- □ 喉頭鏡ブレード
  成人は曲型（マッキントッシュ型），小児では直型を用いる.
  ブレードは複数のサイズを用意する（ブレードのライト点灯は
  日頃から確認しておく）

- □ 喉頭鏡ハンドル（電池切れに注意）

- □ 潤滑ゼリー

- □ 気管チューブ（緊急時は内径男性8 mm，女性7 mm が目安）

- □ スタイレット

- □ カフ用注射器（10 mL）

- □ バイトブロック

- □ 固定用テープもしくは専用固定用器具

- □ 吸引器，吸引カテーテル

★あると便利なもの：開口器，マギール鉗子等

❶気管チューブの準備

- 清潔操作で行う.

❷カフの確認，ゼリーの塗布，スタイレットの挿入

- スタイレットは先端が気管チューブから出ないようにする.

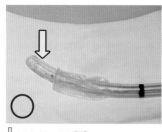
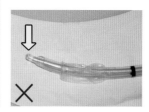

：スタイレットの先端

❸十分な酸素化

挿管操作を開始する前に，BVMで換気をし，十分に酸素化を行う．

＊心停止時は循環停止により組織の十分な酸素化まではできないが，挿管操作前後にはしっかりと換気を行うように意識する．

❹ポジショニング

体位は，スニッフィングポジション（sniffing position：においをかぐ姿勢）をとる．

円坐や枕の使用が有用．

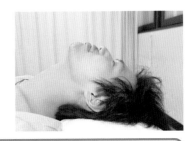

> **ポイント**　気管挿管は準備が重要．
>
> **注意点**　挿管手技中もいつでも換気をバックアップできる体制でのぞむ．

❷気管挿管の実際

❶開口させる

- 右手で開口する．1つの方法として指交差法（右手の母指と示指を交差させ，口角部に近い歯にあてて開口）がある．

❷喉頭鏡を挿入する

- 左手で喉頭鏡を持ち，ブレード先端を口腔内に挿入する．
- 舌を左方に排し，喉頭蓋を視認する．

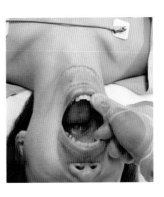

- 以下のようにブレードの先端を喉頭蓋谷に入れて，喉頭展開する．

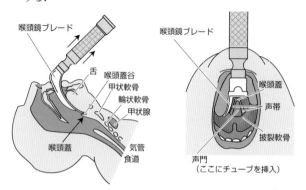

❸気管チューブを留置する

- 声門が直視できれば，声帯と声帯の間にチューブ先端を通す．チューブ先端が声門にさしかかったらスタイレットを抜去し，マーカーが声門を通過したら操作を終了する．

  ＊胸骨圧迫の中断時間は可能な限り短く（10秒以下に）する．

- カフがついている場合はカフを膨らませる．初期には10 mLで膨らませ，確認と固定がすんだ後に圧を確認する．

> **ポイント** CPR実施中は，処置に伴う胸骨圧迫の中断時間を可能な限り短く（10秒以下に）すべきである．気管挿管を実施する際も，声門が直視できるまでは胸骨圧迫を継続し，挿入時に中断し，気管チューブが声門を通過ししだい，ただちに胸骨圧迫を再開する．

> **注意点** 高度な気道確保として，気管挿管のほかに声門上気道デバイスの使用など，少なくとも2種類の方法に習熟しておく．もちろんBVM換気も，重要な手技である．

column

ビデオ喉頭鏡

ビデオモニターを装着した間接声門視認型喉頭鏡が開発され，国内でも数種類が承認されている．喉頭鏡のブレード先端にCCDカメラが装着されているため，手元のモニターにより，複数名で声門を確認しながら気管挿管をすることが可能である．声門を間接的に確認することができるため，開口障害や頸部後屈制限を要する患者に対しても気管挿管の成功率が高い．

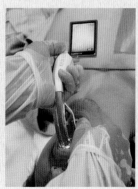

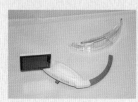

❸気管挿管後の確認

気管挿管は，確実で安定した気道確保の方法であるが，もし，正しく気管に挿入されていなければ，結果は致命的である．気管挿管後の確認はきわめて重要である．

▊気管挿管に伴う致死的合併症の防止

確認の第一歩は，チューブが声門を通過して，カフが声帯を越えたことを挿管手技中に確認することである．そして，挿管手技が終了した後，次の確認を行う．

① まず食道挿管を除外
② 次に片肺挿管を除外

☑ 気管挿管後の身体所見

❶ 心窩部の聴診 (胃内の空気を確認)

- 気管チューブから送気して，心窩部でゴボゴボといった空気の流入音がしないことを確認する．
- もしゴボゴボ音が聴取されれば食道挿管と判断し，チューブをただちに抜去する．

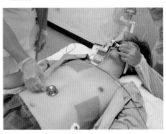

❷ 左右の胸郭の動き

- 換気したときに，胸部が挙上するかどうかを確認する．
- その際，左右差の有無も確認する．

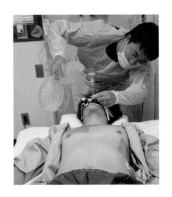

❸ 左右胸部の聴診

- 呼吸音に左右差がないことを確認する．
- 左右差がある場合，片肺挿管を否定できないため，チューブの深さの再確認を行う．

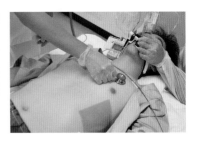

上記❶～❸の確認がすんだら，ただちに胸骨圧迫を再開する．

> **ポイント** いかなるときも胸骨圧迫の中断時間を10秒以内に！

③ 補助器具を用いた確認方法

❶ 波形表示のある呼気CO_2モニター（カプノグラフィ）

　気管挿管後の確認手段として推奨される．確認手段だけではなく，継続してモニタリングすることで，呼吸数のモニターやCPRの質の評価にも使用できる可能性がある．自己心拍再開（ROSC）時に呼気終末CO_2が上昇するとの報告があり，CPR実施中にROSCを予想できる可能性がある．

　カプノグラフィが使用できない場合，波形表示のない呼気CO_2モニター（カプノメトリ），比色式CO_2検出器，食道挿管検知器，超音波検査などを代替手段として用いる．

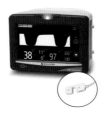

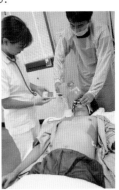

◆ **呼気炭酸ガスモニター**
（日本光電工業株式会社）

❷ 比色式CO_2検出器

　二酸化炭素が含まれている空気が通過すると，その濃度によって色が変色する．気管挿管が成功していれば呼気中にはCO_2が含まれ，食道挿管であればCO_2濃度は非常に低い．そのため色が変色すればチューブが気管に留置されているといえる．

❸ 食道挿管検知器（esophageal detector device：EDD）

　挿管後，換気を行う前に使用するのがポイントである．食道挿管であれば食道粘膜が張り付いて陰圧になるため，膨らみが遅延

する．チューブが気管に留置されていれば，すみやかに膨らむ．

❹超音波検査

気管チューブは，気管か食道内のどちらかに留置されているはずである．経皮的に頸部から超音波検査を行うことで，気管にチューブが留置されていることを確認する方法もある（column 参照● p89）．

> **ポイント** 気管挿管後の確認は，複数の所見を合わせて判断する．疑わしいときは喉頭鏡で直視して確認する．
>
> **注意点** 患者の体を動かした後は，必ず再確認する．その他，疑わしいときはいつでも再確認する．

❹気管挿管後の固定

気管チューブの適切な留置を確認後，すみやかに固定する．気管チューブの固定はテープあるいは専用の固定器具を用いて行う．チューブの深さを口角もしくは門歯の位置で確認しておく．

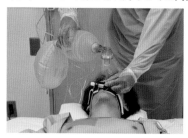

❺気管挿管後の換気

気管挿管後は胸骨圧迫を中断せず，人工呼吸と胸骨圧迫を非同期で行う．非同期の場合の換気回数は1分間に10回（6秒に1回）とし，過換気とならないように注意する（column 参照● p89）．

column

超音波検査による気管挿管確認

「JRC蘇生ガイドライン2015」から，呼気CO_2モニターでの波形確認ができない場合の代替手段の1つとして超音波検査があげられている．胸骨切痕付近から頸部を観察すると，気管は音響陰影を伴う管状の構造として描出される．食道挿管の場合には，気管チューブ（二重の弧線）により食道が管状に拡張した画像が得られる（double tract sign, 図）．喉頭展開時，気管チューブが通過する際に，気管壁が動く様子も超音波検査で観察することができる．さらに，用手換気による胸膜の動きから片肺挿管の判断も可能である．

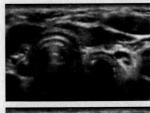

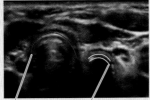

気管　　　　気管チューブ（二重の弧線）で
　　　　　　拡張した食道

◆図　食道挿管時の超音波画像所見
　　　（double tract sign）

過換気に注意！

実際の心肺蘇生中は，「呼吸が止まっているのだからたくさん酸素を送ってあげなければ」という心理が働き過換気になりがちである．一回換気量の目安は「体重(kg)×6〜7 mL」と意外に少ない（体重50 kgの人だと300〜350 mLで，これは小さなペットボトルと同じ量になる）．バッグも無意識に20回くらい揉んでいないだろうか．過換気により胸腔内圧が上昇すると，静脈還流が減少し，冠灌流圧が低下するため，生存率が低下する．過換気にならないように注意しよう．

1. 心停止の4つの波形

● 心停止に陥った患者に心電図モニターを装着した際に認められる心電図波形は，以下の4つであり，電気ショックの適応になるものと，適応のないものに分けられる．
　▶電気ショックの適応あり
　　①VF：心室細動
　　②無脈性VT：無脈性心室頻拍
　▶電気ショックの適応なし
　　③PEA：無脈性電気活動
　　④心静止：asystole

❶心室細動 (ventricular fibrillation：VF)

　　心筋細胞が無秩序に細かく興奮している状態で，心臓からの血液の拍出はなく，脈拍は触知しない．心電図波形では，P波・QRS波・T波を同定できず，形，大きさ，間隔がばらばらの波が連続してみられる．VFは，迅速な電気ショックの適応である．

❷無脈性心室頻拍 (pulseless ventricular tachycardia：無脈性VT)

　　VT（心室頻拍）は，心室内でのリエントリーや自動能亢進により発生し，心電図波形は，幅広いQRS波の頻拍で，リズムは規則的なことが多い．VTには心臓のポンプ機能が保たれている場合（脈の触知可能）と，心臓のポンプ機能が失われている場合（脈の触知不可）があり，後者を無脈性VTという．無脈性VTは，迅速な電気ショックの適応である．

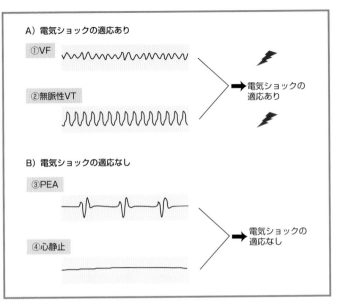

A) 電気ショックの適応あり

①VF

②無脈性VT

電気ショックの
適応あり

B) 電気ショックの適応なし

③PEA

④心静止

電気ショックの
適応なし

◆心停止の4つの波形

❸無脈性電気活動 (pulseless electrical activity：PEA)

VF/VT以外の心電図波形が認められるが，脈拍が触知されない状態をいう．心臓の電気的活動は保たれているのに，ポンプ機能が破綻して有効な心拍出がないため，脈拍が触知されない状態．心電図波形の診断（リズムチェック）と，脈拍触知（パルスチェック）によってはじめて診断される．

❹心静止 (asystole)

心臓の電気的活動がすべて停止した状態で，心電図上は1本のほぼ平坦な線（flatline）となるp103．ただし，この場合は，リード線の接続の確認，モニター上の感度，誘導の確認を行ってから，最終的に判断する必要がある．

2. 迅速な電気ショックの必要性について

　VFと**無脈性VT**に対する**最も有効な治療は電気ショック**であり，この両者に対しては迅速に電気ショックを行うことが求められる．VF，無脈性VTが継続する場合は，電気ショックとCPRをくり返す．

　迅速な電気ショックが求められる根拠となるデータを以下に示す．

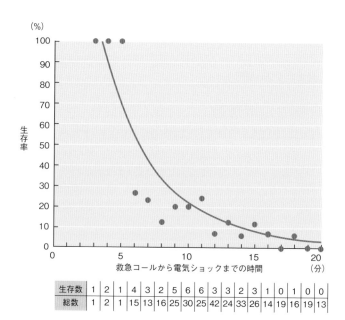

| 生存数 | 1 | 2 | 1 | 4 | 3 | 2 | 5 | 6 | 6 | 3 | 3 | 2 | 3 | 1 | 0 | 1 | 0 | 0 |
| 総数 | 1 | 2 | 1 | 15 | 13 | 16 | 25 | 30 | 25 | 42 | 24 | 33 | 26 | 14 | 19 | 16 | 19 | 13 |

◆**図　初回電気ショックまでの時間と生存率の関係**
(Hayashi Y, et al. Resuscitation, 63：161–166, 2004 より引用)

3. マニュアル除細動器の 使い方

- ● 1：電源，2：充電，3：通電 は共通した仕様
- ● 電気ショック時にはあらゆる安全に配慮する

❶はじめに

　　マニュアル除細動器は，機種によって機能やボタンの位置が異なる．いざ使用するときになって慌てないように，自分が所属する部署の除細動器について，機能や使用法を事前に確認しておく．また，普段からの準備として，除細動器に故障がないか，ゲルパッドあるいは通電用ペーストが備わっているか，電極パッドが備わっているか，なども確認しておこう．

　　AED（自動体外式除細動器）も含めた除細動器の操作手順はすべて同じである．

　　1：電源
　　2：充電
　　3：通電

と3つの番号は必ず表示されているので，はじめて使う機種であっても番号表示を確認すれば操作ができる．

❷モニターの立ち上げ

❶ モニターの電源オン
- まずは電源オン. 機種によって仕様が異なるので注意.

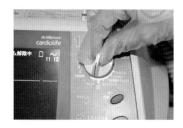

❷ 心電図電極の装着
- 赤:右鎖骨下窩
  黄:左鎖骨下窩
  緑:左前腋窩線で最下肋骨上
  電極パドルをあてる際に妨げにならない部位に貼る.

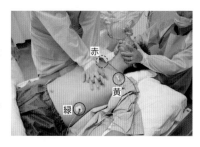

❸ 誘導・感度
- 誘導はⅡ誘導に設定…波形全体が最も見やすい誘導.
- 感度は1倍.

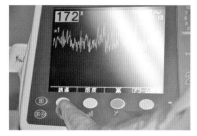

❸電気ショックの手順と注意点

❶ モニター画面上の心電図波形を評価する

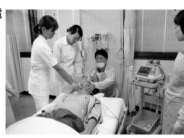

- **胸骨圧迫を一時中断する**（胸骨圧迫による波形が混入するため）.
- 頸動脈を触知しながら，心電図波形の評価をし，判断を行う.

❷ 胸骨圧迫を再開し，治療方針を宣言する（蘇生チームのメンバーに周知する）

例：「VF（または無脈性VT）です. VF（または無脈性VT）の治療を開始します. 電気ショックの適応です」.

❸ 電気ショックを行う際には，ゲルパッド（通電パッド）を使用する

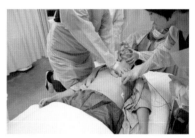

- ゲルパッドを貼って，その上からパドルをあてる.
  （皮膚のヤケド予防. 通電効率のアップのため）

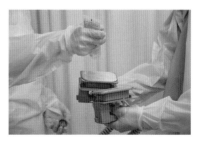

- ゲルパッドがなければ通電用ペーストを用いる.
  注：他のジェル（例・エコー用ジェル）は使用できない.

❹ パドルをあてる

- 右前胸部（右鎖骨下）と左側胸部（左乳頭下・前腋窩線上）にあてる。

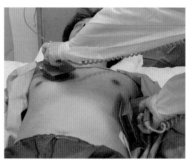

  2つのパドルの間に心臓が位置し、心臓全体に通電されるようにパドルをあてるのが望ましい。

- パドルは胸壁が変形する程度の力で胸壁に押しつけ、しっかり圧着する。

- リード線がパドルの下敷きになっていないか必ず確認する。

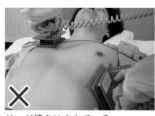

リード線をはさんでいる

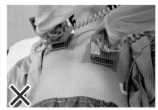

心臓のはさみ込みが不十分

❺ 通電するエネルギー量を設定する

- 心停止に対するマニュアル除細動器は二相性（biphasic）が推奨されている。

- 二相性除細動器なら、初回のエネルギー量は120〜150 J（メーカー推奨の量）。

- 単相性（monophasic）除細動器なら360 J。

❻充電する

- 充電は**本体の充電ボタン**でも，**パドルの充電ボタン**でも可能．
- 本体で充電する場合は，他の人に充電ボタンを押してもらう．
- 自分で充電する場合は，パドルの充電ボタンで行う．

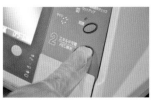

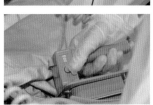

❼安全確認：安全な電気ショックのしかたについて ➡p100

- パドルを圧着している自分，胸骨圧迫の担当者，換気の担当者，静脈路確保などを行っている人などが患者に触れていないことを確認する．さらにパドルに向かって高濃度酸素が流れていないことを確認する．
- 電気ショックの直前に，心電図モニターで電気ショック適応の波形（VF/無脈性VT）であることをすばやく最終確認する．

※AEDを用いて通電する場合も安全確認は必須．

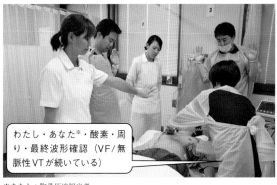

> わたし・あなた※・酸素・周り・最終波形確認（VF/無脈性VTが続いている）

※あなた：胸骨圧迫担当者

❽ 通電する

* 2つのパドルの通電ボタンを
  同時に押すと通電される.

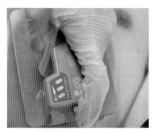

❾ 電気ショック後は, ただちに胸骨圧迫からCPRを再開し, すぐに電極パドルを本体に戻す.

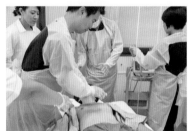

* 2分間のCPR後に, 再度モニターで心電図波形を評価・判断する.
* VF/無脈性VT継続なら再度, 電気ショックを行う.
* VF/無脈性VT以外の波形ならそれぞれの対応を行う.
* 以降はこのくり返し.

❿ 2回目以降の電気ショックは, 二相性除細動器の場合はエネルギー量を上げて行うことも考慮する

column

心電図波形の評価とパルスチェック

モニターに表示された心電図波形の評価（リズムチェック）の際，VF（心室細動）やflat lineが認められた際にはパルスチェック（頸動脈触知）は不要である．しかし，VT（心室頻拍）やその他のQRS波形が認められた際には，パルスチェックによる脈拍の確認が必要である．パルスチェックを行わなければ，無脈性VTやPEAの判断ができないからである．

一連の救命処置のなかで，脈拍触知が可能かもしれないQRS波形を認めたときにパルスチェックを行うという考え方は合理的であるが，脈拍の確認にこだわって胸骨圧迫の中断が長くなることがないように注意が必要である．

4. 安全な電気ショックの要点

　　ここでは電極パドルを使った，マニュアル除細動器での電気ショックの要点を述べる．

※電極パッドの使用については後述 ●p104．

●安全な電気ショックの要点

❶除細動器のエネルギー量を設定する

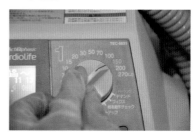

❷ゲルパッドを胸壁に貼る（もしくは通電用ペーストを使用する）．胸骨圧迫を中断し，すばやく電極パドルをあてる

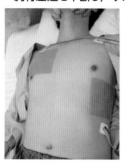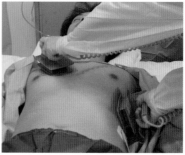

❸充電ボタンを押す

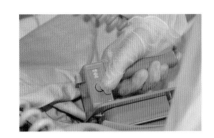

❹安全確認：できるだけ迅速に行う

- 電気ショックを実施する際には，常に**安全確認**を行うことを忘れずに．

  患者から離れているか確認

  自分／胸骨圧迫の担当者／高濃度酸素／その他の人々
- 通電直前に最終の心電図波形を確認（VF/無脈性VT）．
- 通電（電気ショック）．
- 胸骨圧迫の中断を最小限にする．

  - 心電図波形の評価・判断は迅速に
  - 電極パドルを胸壁にあてるまで，胸骨圧迫を継続する

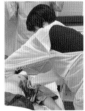
私，

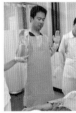
あなた，

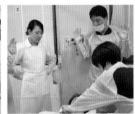
酸素，周り，離れています．

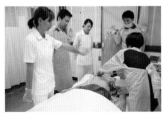
最終波形は VF です．

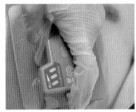
通電します．

❺ 電気ショック後は, ただちに胸骨圧迫からCPRを開始する

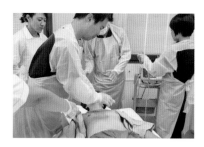

- 電気ショックが終わったら, ただちに胸骨圧迫からCPRを再開する

　安全な電気ショックの実施のためには手順を常に頭に入れておく. 図に手順をまとめる.

```
┌─────────────────────────────┐
│         CPR継続中            │
└─────────────────────────────┘
              ↓
┌─────────────────────────────┐
│      マニュアル除細動器到着      │
└─────────────────────────────┘
              ↓
┌─────────────────────────────────────┐
│ 電源オン・心電図電極装着・Ⅱ誘導／感度1倍 │
└─────────────────────────────────────┘
              ↓
┌─────────────────────────────┐
│         胸骨圧迫中断          │
└─────────────────────────────┘
              ↓
┌─────────────────────────────────────┐
│ 心電図波形の評価・判断＋パルスチェック    │
└─────────────────────────────────────┘
              ↓
┌─────────────────────────────┐
│         胸骨圧迫再開          │
└─────────────────────────────┘
              ↓
┌─────────────────────────────────────┐
│  治療方針の宣言（電気ショック適応）      │
└─────────────────────────────────────┘
              ↓
┌─────────────────────────────────────┐
│  エネルギー量設定・ゲルパッド装着        │
└─────────────────────────────────────┘
              ↓
┌─────────────────────────────────────┐
│  胸骨圧迫中断・電極パドルあてる         │
└─────────────────────────────────────┘
              ↓
┌─────────────────────────────┐
│         充電・安全確認        │
└─────────────────────────────┘
              ↓
┌─────────────────────────────┐
│       パドル圧着・通電         │
└─────────────────────────────┘
              ↓
┌─────────────────────────────┐
│          CPR再開            │
└─────────────────────────────┘
```

◆図
電極パドルによる電気ショックの手順

5. マニュアル除細動器使用の注意点

❶ flat line の場合

- 心電図波形が平坦（flat line）であったとしても，心静止と即断しない．機器の問題（電極リードの接続不良・断線），低すぎる感度や不適切な誘導の選択による flat line ではないことを確認する必要がある．胸骨圧迫を再開して**リード・感度・誘導に問題がないかをチェックする**．
- →電気ショックの適応となるリズム（VF/無脈性VT）を見逃さない！

❷ 内部放電

- 充電したものの，通電の前に電気ショックの必要がなくなった場合に，充電したエネルギーを除細動器の内部で放電する機能が備わっている．
- 除細動器の機種によって方法が異なるので，事前に確認しておく必要がある．ボタンを押す機種，ダイアルを回す機種がある．
- 内部放電が行われなくとも，充電後一定時間が経っても電気ショックが行われなければ，自動的に内部放電するように設定されている．

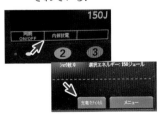

◆ ボタン式

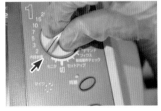

◆ ダイアル式

❸電極パッド

1 電極パッドの利点

- モニター電極として使用できる.
- 充電中にも胸骨圧迫を行うことができる.
- 実施者が患者から離れて電気ショックができる.
- あらかじめ装着しておけば，パドルよりもすばやく電気ショックが実行できる.
- 内蔵されているAED機能に使用できる.
- 内蔵されている経皮的ペーシング（TCP）機能に使用できる.

2 電極パッドの使用方法

機種により異なるため，交換方法について確認しておく.

❶パドルから電極パッドへの交換

- 本体からパドルを外す.

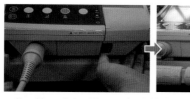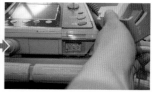

- 使い捨てパドル用ケーブルを接続する.
  「カチッ」と音がしてロックされるまでしっかり押し込む.

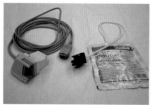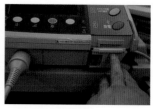

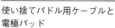
使い捨てパドル用ケーブルと
電極パッド

○ 電極パッドとケーブルを接続する.

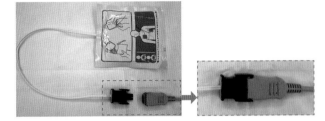

❷ 電極パッドを貼る

○ 袋から取り出し, 保護紙をはがす.

○ 鎖骨下の右胸部と第5肋間中腋窩線付近に貼り付ける.

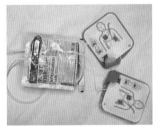
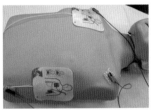

❸ 通電

○ エネルギー量を設定し, 充電ボタンを押す.

○ 安全を確認し通電する.

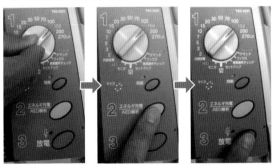

1. 蘇生処置時の 薬物投与経路

- 薬物投与経路を知る
- 第一選択は末梢静脈路

● 薬物投与経路の確保

蘇生処置中，質の高いCPRが確立し，電気ショックの適応を2分ごとにチェックするサイクル，すなわちBLSのABCD → p27 が確立すれば，2分間のCPR実施中にALSのABCDとして高度な気道確保や薬物投与の実施を考慮する．

薬物投与経路の第一選択は，アプローチしやすく合併症の少ない末梢静脈路である．静脈路確保が難しい場合や時間を要する場合は，骨髄路確保を考慮する．入院中の患者でもともと末梢静脈路や中心静脈路が確保されている場合は，薬物投与経路として使用できる．

蘇生処置時の輸液は，生理食塩水，酢酸リンゲル液，乳酸リンゲル液などの細胞外液を選択する．

■1 末梢静脈路 (図1)

肘正中皮静脈は確保しやすい静脈の1つであるが，確実に穿刺が成功すると思われれば場所は問わない．尺側皮静脈や手背の静脈でもよい．必要時に大量輸液や輸血が可能となるため，18 Gあるいは20 Gの静脈留置針で確保するのが望ましい．翼状針は蘇生処置時の静脈路確保には適さない．

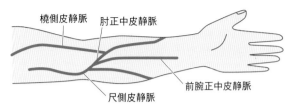

◆図1　上肢の皮静脈の解剖

2 骨髄路

末梢静脈の確保が困難な場合，年齢を問わず骨髄路を考慮する．用手的に骨髄を穿刺する骨髄針，ドリルで骨髄穿刺を行う骨髄穿刺システムなどがある．骨髄が存在する部位であればどこでも穿刺できるが，蘇生処置時には脛骨近位部や上腕骨近位部などを選択する．蘇生処置時に末梢静脈路から投与する輸液，輸血，薬物はいずれも骨髄路から投与可能であり，すみやかに全身循環に入るため通常用量で投与する．他の輸液路が確立すれば，あるいは留置から24時間以内に抜去する．

❶ 骨髄針（図2）

骨髄穿刺に用いることができる針はいずれを用いても骨髄内輸液は可能であるが，骨髄内輸液に適応がある製品もあるので事前に準備しておくとよい．脛骨粗面が第一選択であり，針を垂直にあててねじ切るように穿刺する．学童期より年齢が上になると骨皮質が発達し，用手では穿刺が困難になる．

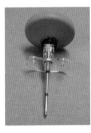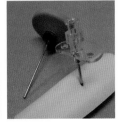

◆図2　骨髄針

❷ 骨髄穿刺システム（図3）

　手術用ドリルに専用の骨髄穿刺ニードルを装着したもの．電動なので短時間で簡単に骨髄穿刺が完了する．ニードル先端が穿刺する骨にあたるまで刺し込み，そこからドリルを使用して骨皮質を貫通して抵抗がなくなるところまで挿入する．

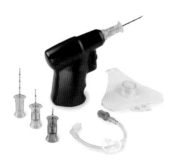

◆図3　Arrow® EZ-IO® 骨髄穿刺システム

2. 蘇生処置に用いる薬物

心停止時には波形にかかわらず，血管収縮薬としてアドレナリン標準用量（成人は1 mg，小児は0.01 mg/kg）を投与する．波形がVF/無脈性VTであった場合は，アドレナリンに加えて抗不整脈薬の投与を考慮する．抗不整脈薬の第一選択はアミオダロンで，アミオダロンがない場合の代替薬としてニフェカラントもしくはリドカインを使用してもよい．

抗不整脈薬の一種であるナトリウムチャネル遮断薬や三環系抗うつ薬の中毒など血液のアルカリ化が有効な中毒による心停止の場合に炭酸水素ナトリウムの投与を考慮する．

❶血管収縮薬

１ アドレナリン

心停止が続いている間は，波形にかかわらず標準用量で投与する．投与量は，**成人は1回1 mg，小児は1回0.01 mg/kgをボーラス投与**する．3〜5分ごとに追加投与してよいが，心停止アルゴリズムでは2分ごとに心電図波形の評価・判断が入るため ➡p25，2サイクルごとに投与するとちょうどよい．心電図波形

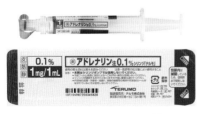

◆アドレナリン注 0.1％シリンジ「テルモ」
（テルモ株式会社）

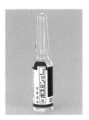

◆ボスミン®注 1 mg/mL
（第一三共株式会社）

の評価・判断時に心停止が継続していればただちに投与してよい
が，電気ショックの適応であった場合は電気ショックを優先し，
妨げにならないタイミングでアドレナリンを投与する．

❷抗不整脈薬

　アドレナリン初回投与の次の心電図波形の評価・判断時にVF/
無脈性VTが継続していれば，電気ショック施行後に抗不整脈薬
の投与を考慮する．第一選択はアミオダロンで，アミオダロンが
ない場合はニフェカラントもしくはリドカインを代替薬として投
与する．複数の抗不整脈薬の併用はしないため，**使用する場合は
いずれか単剤**である．自施設で採用されている薬物の投与法に習
熟しておくとよい．

❶アミオダロン

　クラスⅢ群の抗不整脈
薬．VF/無脈性VTでの投
与量は300 mgを5％ブド
ウ糖液20 mLで溶解して
ボーラス投与する．効果が
認められないときは150 mg
を追加投与してよい．

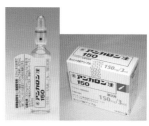

◆アンカロン®注 150 mg/A
（サノフィ株式会社）

❷ニフェカラント

　クラスⅢ群の抗不整脈薬．日
本で開発・承認された薬物．初
回投与量は0.3 mg/kgを静脈内
投与する．初回投与が有効で
あった場合，効果持続のため1
時間あたり0.4 mg/kgで持続投
与する．

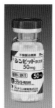

◆シンビット®静注用
50 mg/V
（トーアエイヨー株式会社）

③ リドカイン

クラスⅠb群の抗不整脈薬．心停止時の初回投与量は1〜1.5 mg/kgを静脈内投与する．初回投与が無効であった場合，追加投与として0.5〜0.75 mg/kgを5〜10分おきに投与する（総投与量は3 mg/kgまで）．

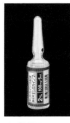

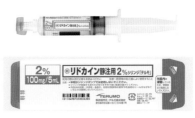

◆**静注用キシロカイン®**
2% 100 mg/5 mL
（サンド株式会社）

◆**リドカイン静注用 2% シリンジ「テルモ」**
（テルモ株式会社）

❸ その他の薬物

■ 炭酸水素ナトリウム

蘇生処置時にルーチンで投与することは，効果が認められておらず，また転帰を悪化させる可能性があるため行わない．特殊な状況として，高カリウム血症※，三環系抗うつ薬中毒が原因で心停止に至ったと考えられる場合には，炭酸水素ナトリウムの投与を考慮する．

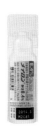

◆**メイロン® 静注 8.4%**
（20 mL 管）
（株式会社大塚製薬工場）

※高カリウム血症への投与は添付文書上の効能・効果の範囲に該当しないが，臨床では使用されることがある．

3. 薬物投与の実際

ALSにおける薬物投与のタイミングについて実施例を示す.

❶VF/無脈性VTの場合 (図A)

VFと無脈性VTは電気ショックの適応である. この間も良質なCPRを継続しながら, 心停止の原因検索と是正, 薬物投与を行う p25.

波形診断1回目：VF/無脈性VT

❶1回目の電気ショックの実施

- 電気ショック実施後は, ただちにCPR再開
- ALSのABCDを考慮 p27

❷末梢静脈路確保を指示

- 18または20Gの静脈留置針を用いる
- 輸液は細胞外液（生理食塩液など）で準備

2回目：VF/無脈性VT

❸2回目の電気ショックの実施

- 電気ショックの実施を優先
- アドレナリンの準備
- 電気ショック実施後はただちにCPR再開

❹アドレナリン投与

- 末梢静脈路からアドレナリン1mgをボーラス投与
- 20mLの輸液で後押し, または輸液を最大速度で滴下（いわゆる全開投与）する.
- アミオダロンなどの抗不整脈薬の準備

3回目：VF/無脈性VT

❺3回目の電気ショックの実施

- 末梢静脈路からアミオダロン300mgをボーラス投与
- 20mLの輸液で後押し, または輸液を全開投与
- アドレナリンの準備

❻CPRの中断

- リズムチェック（心電図波形の評価）とパルスチェック（頸動脈触知）

  →自己心拍再開（ROSC）
- 呼吸を確認：胸と腹部の動きを見る
- 必要に応じて人工呼吸の継続（10回/分程度の回数で）
- 血圧と脈拍数測定

  → ROSC後のケアへ **p116**

❷PEA/心静止の場合（図B）

　　PEAと心静止は電気ショックの適応ではない．良質なCPRを継続しながら，心停止の原因検索と是正，薬物投与を行う **p25** ．

❶末梢静脈路確保を指示

- 18または20 Gの静脈留置針を用いる
- 輸液は細胞外液（生理食塩液など）で準備

❷すみやかにアドレナリン投与，原因の検索と是正

- 末梢静脈路からアドレナリン1 mgをボーラス投与
- 20 mLの輸液で後押し，または輸液を最大速度で滴下（全開投与）する．
- ALSのABCDを考慮 **p27**
- **PEAでは原因を検索し是正することが特に重要**

❸CPRの中断

- リズムチェック（心電図波形の評価）とパルスチェック（頸動脈触知）

  →自己心拍再開（ROSC）
- 呼吸を確認：胸と腹部の動きを見る
- 必要に応じて人工呼吸を継続（10回/分程度の回数で）
- 血圧と脈拍数を測定

  → ROSC後のケアへ **p116**

A）VF/ 無脈性 VT の場合

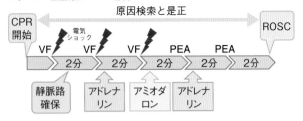

B）PEA/ 心静止の場合

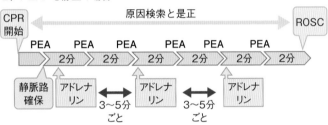

◆図　心停止時の処置フロー

column

難治性 VF/無脈性 VT，再発する VF/無脈性 VT とは？

難治性 VF/無脈性 VT は，過去の多くの試験において異なった定義がなされている．ここでは電気ショック後も VF/無脈性 VT が持続するものを電気ショック抵抗性とし，2回以上の電気ショックでも VF/無脈性 VT が持続するものを難治性 VF/無脈性 VT と定義する．一方，再発する VF/無脈性 VT とは，患者が同一の医療チームに治療を受けている間に最初の VF/無脈性 VT が停止した後，再び出現するものをいう．

いずれにしても電気ショック抵抗性，難治性 VF/無脈性 VT もしくは再発する VF/無脈性 VT に対しては，アドレナリンおよび抗不整脈薬投与を考慮し，2回目以降の電気ショックは可能であればエネルギー量を漸増する．

体外循環補助を用いた CPR ～ECPR～

ECPR（extracorporeal CPR：体外循環式心肺蘇生）は，通常の治療方法では反応のない心停止症例に対して体外生命維持装置である膜型人工肺（ECMO：extracorporeal membrane oxygenation）を用いながら蘇生処置を行うことを指す．適応疾患としては，難治性心室性不整脈，心原性ショック，肺塞栓症，薬物中毒などがある．ECPR を行う際には，ECMOに習熟した医師・看護師・臨床工学技士のチーム医療が不可欠である．

自己心拍再開後のケア

- 自己心拍再開後にはABCDの再評価が重要

❶自己心拍再開（ROSC）直後のケア

CPR実施中に患者に正常な呼吸や目的のある仕草など，自己心拍再開（ROSC）のサインが現れれば，CPRを中断して頸動脈で脈拍が触れるか循環を確認する．明らかに脈拍を触知できれば，血圧を測定して状態を確認する．以降，**呼吸の評価，反応の確認**をしたうえで，必要に応じて**気道のサポート，呼吸のサポート，循環のサポート，中枢神経系の管理，原因の検索，原因治療**の検討（専門家への相談），**集中治療**の手配を行う（図）．

■ 気道のサポート

継続して人工呼吸を行う必要がある場合，気管挿管を行い，人工呼吸器を装着することを考慮する．波形表示のある呼気CO_2モニターの使用が可能であれば，気管挿管後の気管チューブの位置確認に用いるだけでなく，その後の呼吸管理のモニターとしても利用する．自発呼吸があるが高度意識障害が遷延する場合は，基本的な気道確保器具や高度な気道確保器具の使用，口腔〜喉頭部の分泌物吸引などのサポートを行う．

■ 呼吸のサポート

呼吸の有無を確認し，自発呼吸がない（または弱い）場合は，人工呼吸を**10回/分（6秒に1回）**のペースで開始する．ROSC後も低酸素血症を回避する必要があり，動脈血酸素飽和度または動脈血酸素分圧（PaO_2）が確実に測定されるまでの間は，**100%吸入酸素濃度**で酸素投与を継続する．経皮的動脈血酸素飽和度

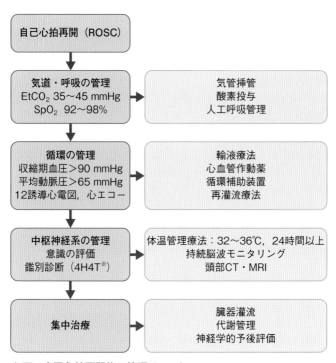

◆ 図　自己心拍再開後の管理チャート

※4H4T：2章-3表1参照 p29

（SpO_2）モニターは必ずしも動脈血酸素飽和度を正確に反映していないことに留意する．SpO_2またはPaO_2が確実にモニタリングできる状態となれば，高酸素症を避けるためSpO_2が92〜98％になるように，吸入酸素濃度や酸素投与量を調節する．$PaCO_2$が測定できる場合は35〜45 mmHgの正常範囲となるように換気をコントロールする．

3 循環のサポート

　ROSC後も短時間で再度心停止になる可能性があるため，常に心電図波形や循環状態をチェックする．循環のサポートについて明確な数値目標はないが，ROSC後24時間は循環動態が不安定に

なりやすいので，臓器循環（特に脳）を考慮して低血圧や低灌流を避けるように管理する．循環動態の適正化のためには，輸液，心血管作動薬投与，再灌流療法や循環補助装置の使用を検討する．

４ 原因の検索

CPR中に原因疾患が判明していなければ，引き続き心停止の原因検索を行う．突然の心停止の**可逆的な原因として急性冠症候群および致死性不整脈**は重要であり，ROSC後にできるだけ早く12誘導心電図を記録する．心エコーもその場でできる検査であり，心機能を確認するために有用な検査である．

気道，呼吸，循環がサポートにより一定の安定性を保つことができれば，CT検査など部屋を移動しての検査も考慮する．

❷ 自己心拍再開（ROSC）後の集中治療

呼吸・循環のサポートを継続するためには厳密なモニタリングが必要であり，**集中治療**ができる部屋や施設に入室させる．集中治療の質で神経学的な予後が変わることが明らかになっており，特に**体温管理療法**は重要である．**けいれん**が生じたときは積極的に止めるための治療をする．

原因検索の結果，虚血性心疾患が疑われれば，積極的に血管造影検査をし，**再灌流療法**を施行する．

１ 体温管理療法
（targeted temperature management：TTM）

集中治療の中心となるのは体温管理である．適応があれば，ROSC後，可及的すみやかに積極的な体温管理を行い，**目標体温を32〜36℃の間で設定**し，その温度で一定に維持する．**少なくとも24時間維持**することが推奨される．体温管理療法以後も，高体温になると神経障害を増悪させて神経学的予後を悪化させるため，体温上昇しないように管理する．

２ 抗不整脈薬

ROSC後早期の段階での抗不整脈薬の予防的投与が転帰を改善

するかは不明である．β遮断薬は72時間生存率の改善の関連が報告されており，虚血性心疾患による心停止のROSC後では，禁忌でなければ投与を考慮してもよい．

3 再灌流療法

急性冠症候群を原因として心停止を生じた傷病者には，心筋の再灌流を目的とした治療戦略が重要である．なかでもROSC後の12誘導心電図でST上昇または新たな左脚ブロックを呈した患者では，経皮的冠動脈形成術（PCI）を前提とした緊急血管造影検査を行うことが推奨される．典型的なST上昇型急性心筋梗塞（STEMI）の所見を示さない患者には，リスク評価を行って緊急血管造影検査の適応を判断する．

4 てんかん発作のマネジメント

ROSC後の昏睡患者において，てんかん発作，特にてんかん重積状態は転帰不良と関連している．てんかん発作を生じたときには標準的治療ですみやかに発作を止める．しかし抗てんかん薬の予防的な投与に有用性は示されておらず，ルーチンで行うことは推奨されない．蘇生後に意識障害が持続する場合は非痙攣性てんかん重積（nonconvulsive status epilepticus：NCSE）も疑い，持続脳波モニタリングも考慮する．

column

ポイントオブケア超音波（POCUS）

ICLSにおいて，原因検索とその是正の重要性はもはや言うまでもないが，CPR中に行える検査項目は限定される．ROSC後も不安定な状態ではすぐにCT検査を行うことも難しい．ポイントオブケア超音波（point-of-care ultrasound：POCUS）は低侵襲かつ簡便に，ベッドサイドで行うことができるので有用である．くり返し行うことにより，経時的に変化を記録することができる．全身の各臓器を，標準化された判断基準で評価することができ，この検査・評価のスキルは専門医でなくてもトレーニングで習得できる．詳細は成書・文献を参照いただきたい．

シナリオでICLSを
シミュレート

　ICLSコースでは，各スキルステーションで行ったスキル実習の集大成として，一連のチーム蘇生を想定シナリオに沿って行う「シナリオステーション」が用意されている．シナリオステーションでは，それまでに学んだ個々のスキルをより確実なものに仕上げることに加え，チーム蘇生に必要なリーダーシップやチームワークのあり方を実践的に学ぶことが目標とされる．

　シナリオステーションでの実習のイメージをつかむ一助として，標準的なシナリオの一例を台詞仕立てで載せておく．

　なお，ここでは第一発見者である「あなた」が蘇生チームのリーダーとしてメンバーに指示を出す形をとっている．

　シナリオでは，メンバーのなかで通常1人が専任となることの多い役割の人物を下記のように表示している．その他の人物はすべてメンバーとして区別していない．

　　リ：リーダー（あなた）

　　気：気道管理

　　記：記録（計時）

　　モ：モニター・電気ショック

　　薬：静脈路確保・薬物

　　メ：その他の人物（メンバー）

シナリオ

> ここはICLS病院の内科病棟，あなた（リーダー）は，夕方の病棟業務を終えて廊下を歩いている．ある病室の前を通りかかると，面会に来ていた人たちがざわついている．気になったあなたが部屋をのぞくと，入院患者の○○さんがぐったりして顔色が悪い．

リ「あれ？ ○○さん，どうしたのかな？ 様子がおかしいぞ…」

➡ 周囲の安全を確認してから近づき，患者の肩をたたきながら呼びかける．

リ「○○さん，わかりますか？（大声で）○○さーん！ ○○さーん！ 反応がない…ひょっとして心停止!? まずはナースコールだ！」

➡ ナースコールのボタンを押してから，携帯していた手袋を装着する．

メ（ナースステーションの看護師）「はい，どうされました？」

リ「○○さんの反応がありません．院内救急コールをかけて，それから救急カートとマニュアル除細動器を持って来てください！」

メ「はい，救急コールして，救急カートと除細動器ですね．すぐに持って行きます」

リ（頸動脈を触知しながら呼吸の確認を10秒未満で行った後に）「呼吸がない！ 脈も触れない！ 胸骨圧迫を開始します！」

➡ ただちに胸骨圧迫を開始する．

➡ まもなく，医師や看護師が数人駆けつけてくる．

メ「どうしましたか？」

リ（胸骨圧迫しながら）「○○さん，発見時には心停止でした．詳しいことはわかりません．胸骨圧迫を交代してもらえますか？ BVMに酸素をつないで換気もお願いします」

気「はい，わかりました！」

メ「胸骨圧迫，代わります」

➡ リーダーの反対側にいたメンバーが胸骨圧迫を交代する．

リ「ありがとうございます．胸骨圧迫と人工呼吸は30：2で同期してお願いします．あなたはモニターを装着してください．Ⅱ誘導，

感度1倍でお願いします．それから，あなたは記録係と時間管理に専念してもらえますか？」

モ 「はい，モニター装着します！」

記 「はい，記録係やります！」

⇒ リーダーはCPRの質を評価する．

リ 「胸骨圧迫は，手の位置やテンポ，リコイルは正しくできていますが，深さが不足しているようです．5cmを目標として，もう少し強く押してください！ 換気は…胸の上がりはいいですね．胸骨圧迫の中断時間が10秒以上にならないように注意して続けてください」

モ 「モニター装着しました．Ⅱ誘導で感度1倍です」

リ 「はい，では心電図波形をチェックしますので，胸骨圧迫を止めてください」

⇒ 胸骨圧迫者が手を止める．モニター画面はVFをあらわしている．

リ 「波形はVFです．電気ショックで治療を行います！ この機種は二相性なので推奨されている150Jでお願いします」

モ 「はい，電気ショック準備します」

⇒ 電気ショックの担当者はエネルギー量を150Jに設定する．

モ 「充電するので，皆さん離れてください！（パドルを胸壁にあててから，充電ボタンを押して安全確認）：自分，酸素，周り皆OK，（モニター画面を見て）波形はVFです．電気ショックします！」

⇒ パドルをしっかりと押しつけ通電ボタンを押す．

リ 「すぐに胸骨圧迫を再開してください．パドルを戻してください．今から2分間はCPRを続けますので，記録の担当者は2分経ったら教えてください」

記 「了解しました．タイマーを2分にセットしました」

リ 「ベッドが柔らかいので背板も入れましょう！」

メ 「はい，背板準備します」

リ 「では準備できたら，気道管理係の声にあわせて背板を入れましょ

う！」

気 「はい，では体を持ち上げます．1，2，3！」
　➡ 傷病者を持ち上げ，1人が背板を入れる．

リ 「それでは，あなたは18Gか20Gの静脈留置針で静脈路確保をしてください．輸液は500 mLの生理食塩液でお願いします」

薬 「はい，生理食塩液で輸液ルートを準備して．18Gで静脈路を確保します！」

リ 「引き続き質の高いCPRをしましょう．CPRを開始してからずっと同じ人が胸骨圧迫を担当しているので，胸骨圧迫も交代をお願いします」

メ 「はい，胸骨圧迫代わります！」
　➡ 胸骨圧迫をすばやく交代する．

リ （胸骨圧迫の手技を見ながら）「手の位置，テンポ，リコイル，いいですね．深さも十分ですので．このまま中断時間を最小限にしてCPRを継続しましょう．胸骨圧迫は2分ごとに交代をしていきますが，疲れてしまうようなら交代を指示しますので教えてください．この除細動器はパッドでのショックもできるので，電気ショック適応の心停止リズムの際に充電中も胸骨圧迫をしてCCF（胸骨圧迫比率）を増やす目的で，パッドでショックをする準備をしましょう」

モ 「はい，パッドでのショックに切り替える準備を開始します」

リ 「それから，この患者さんのカルテはありますか？ まだ情報がわからないので…」

メ 「はい，今，電子カルテ端末をとりに行っています」

薬 「18Gでルートがとれました．生理食塩液の滴下も良好です．次の波形確認までの間に何か薬物を準備しますか？」

リ 「そうですね．では，アドレナリン1 mgを準備して，三方活栓につないでおいてください」

薬 「アドレナリンを1 mg準備します．ダブルチェックお願いします」
（リーダーに見せる）

リ 「アドレナリン 1 mg を確認しました. まだ投与せず, 接続だけしておいてくださいね」

薬 「はい, アドレナリンを 1 mg を三方活栓に接続だけしておきます」
⇒「ピピピピ…」とタイマーが鳴る.

記 「2 分経過しました！」

リ 「はい, 心電図波形チェックしますので, 胸骨圧迫を中断してください.（モニター画面を見て）VF 継続しています. すぐ電気ショック行います. 先ほどよりエネルギー量を上げて 200 J でのショックをお願いします」

モ 「はい, 電気ショックを準備します. 今回はパッドでのショックですので充電中も胸骨圧迫を続けてください」
⇒ **電気ショックの担当者はエネルギー量を 200 J に設定し, 除細動器本体の充電ボタンを押す.**

モ 「充電が完了しましたので胸骨圧迫を中断してください. 自分, 酸素, 周り皆 OK です.（モニター画面を見て）波形は VF です. ショックします！」
⇒ **本体の通電ボタンを押す.**

リ 「すぐ胸骨圧迫再開してください. 記録係はまた 2 分を計ってください」

記 「了解！タイマー 2 分にセットしました」
⇒ **記録係は再びタイマーを 2 分にセットする.**

リ 「では, 先ほど準備したアドレナリン 1 mg を静注して, 20 mL の生理食塩液で後押ししてください」

薬 「準備したアドレナリン 1 mg を投与します. 生理食塩液 20mL で後押しします」
⇒ **静脈路確保・薬剤の担当者がアドレナリン 1 mg を投与してから, シリンジを用いて生理食塩液で後押しをする.**

薬 「アドレナリン 1 mg 入りました」
⇒ **そこへ別のメンバーがナースステーションから, 電子カルテのパソコンがのったキャスターを持って駆けつける.**

リ「あ，カルテが到着しましたね．何かこの患者さんの情報はありますか？」

メ「この患者さんは，胸痛と不整脈の精査目的に，明日の冠動脈造影検査を予定されて，本日から入院となっています．心停止の際には蘇生を希望しないという事前意思の記録は確認できません」

リ「ありがとうございます．そうすると，VFの原因は心筋梗塞かもしれませんね．循環器科の医師に連絡をしてください」

メ「わかりました．連絡します」

薬「次は何か薬物を準備しますか？」

リ「では，アミオダロン300 mgを準備しておいてください」

薬「アミオダロンを300 mg準備します」

⇒ 患者に，顔をしかめるような表情と，胸骨圧迫の手を払いのけるような腕の動きがみられる．

気「あっ，なんか，嫌がって動いているみたいですよ」

リ「本当だ．（モニターを見ながら頸動脈を触知して）一度チェックするので胸骨圧迫を止めてください．あ，脈拍触れます．モニターも洞調律ですね．自己心拍が再開しました！血圧の測定と，自発呼吸の有無を確認しましょう！アミオダロンの準備は再度指示するまでは待っていてください」

⇒ 気道管理の担当者はBVMを患者から外し，自発呼吸を確認する．

気「自発呼吸を認めますが，呼吸回数は8回/分で，胸郭の上がりが浅くて非常に弱い呼吸です．100％濃度の酸素を15 L/分で使用していますが，SpO$_2$は80％です．意識レベルもJCSでIII桁と評価します」

リ「それでは，人工呼吸を続けましょう．換気は6秒に1回のペースでお願いします．過換気にならないように，胸郭が軽く挙上する程度の量とし，1秒くらいの時間をかけた吹き込みで，換気を継続してください．それと，波形表示型の呼気CO$_2$モニターと，気管挿管の準備もしておいてください」

気「了解，過換気に十分注意しながら換気を続けます」

🗙 「波形表示型の呼気 CO_2 モニターと気管挿管の準備をはじめます」

🗙 「血圧は 70/40 mmHg, 脈拍は 60 回/分です」

ℝ 「血圧が低いですね. 生理食塩液の点滴を全開で投与してください. その間に昇圧薬は…ノルアドレナリンが使用できるように準備をしてください. しばらく 2 分ごとの血圧測定をお願いします. (モニターを見つめる) Ⅱ誘導で ST が上昇しているようにみえますね…そうだ, 12 誘導心電図をとりましょう. 検査用の採血もお願いします」

　➡ メンバーが 12 誘導心電図をとる.

🗙 「12 誘導心電図をとりました」

ℝ 「ありがとうございます. やはり, STEMI (ST上昇型心筋梗塞) ですね. これは緊急で心臓カテーテル検査と治療が必要な状態と判断します」

🗙 「循環器科の医師と連絡がとれました. 大至急, 心臓カテーテル検査と治療の準備をするそうです」

ℝ 「了解しました. それでは, カテーテル室の準備ができるまで, 血液検査, 心エコー検査, それと気管挿管後に胸部 X 線の撮影を行いましょう. いつまた心停止になるかわからないので, 慎重なモニタリングを継続しましょう. 体温管理療法については, 循環器科の医師の指示を確認します」

🗙 「了解しました！！」

患者を循環器科の医師に引き継いだ後, リーダーを中心に蘇生治療の記録をもとに振り返りを行った.

column

人生の最終段階における医療・ケアの問題点 〜ACP と DNAR〜

「人生の最終段階における医療・ケア」では，患者や家族，さまざまな職種で構成される医療・ケアチームが十分な話し合いをくり返し，意思決定を行うプロセスである「advance care planning：ACP」が推奨されている．人生の最終段階を迎えた際に心肺蘇生・人工呼吸・集中治療など医療処置をどうするか，医師による指示書（POLST）を作成することが望ましいが，十分に浸透しているとは言えない．また，DNAR（do not attempt resuscitation）指示は心停止時にCPRを行わないことを示した医師の指示書であるが，CPR以外の医療・ケアを開始しないことや差し控え，医師だけで決定，最終段階といえない高齢者への指示など，誤解・誤用が多いことも問題となっている．各地域で情報共有や意見交換を積極的に行うことが望まれる．

心肺蘇生を終了する指標〜TOR基準〜

心肺蘇生の終了を判断する指標はTOR基準（termination of resuscitation rule）とよばれるが，使用に関して十分なエビデンスはない．「JRC蘇生ガイドライン2020」のシステマティックレビューでは，急速な社会の高齢化に伴い，救命処置の開始や中止が問題となっているわが国の現状をふまえ，社会的な合意形成や法的な整理の必要性を認識したうえで，院外心停止に対してTOR基準を使用することを提案している．一方，院内心停止では信頼性のある基準は存在しないため，ショック適応リズムであれば救命処置を中止せず，処置を中止するには生存の可能性が低いことが知られている複数の要素（呼気終末CO_2分圧，心静止波形，CPRの実施継続時間，年齢，併存疾患など）と組み合わせて総合的に判断するとしている．

ICLSコースの学習到達度チェック

ICLSコースで学習する具体的な内容を掲載する．コース受講前の学習内容の確認や，コース受講後の自己の学習到達度の確認，受講の復習などに活用されたい．本内容はICLSのwebサイトにも掲載されている（https://www.icls-web.com/course/course_outline.html）．

学習内容は，標準的なコースプログラムに含まれるスキルステーション（BLS，気道管理，モニター・電気ショック，薬物投与）およびシナリオステーションに分けて掲載した．スキルステーションは固定されたものではなく，コースディレクターの裁量でコースごとに設定されており，コース全体でここに掲載された項目が網羅されることになる．必ずしもすべてのコースで指導されるわけではないが，受講者の背景に応じて追加して指導されることがある項目をOP（オプション）として記載している．

❶ BLS ステーション

□ 質の高い胸骨圧迫ができる
□ AEDを用いて安全に電気ショックができる
□ シナリオ形式でBLSの一連の処置を実施できる
OP：BVMを用いて胸骨圧迫に換気を組合わせることができる
OP：小児・乳児に対するCPRを実施できる

❷ 気道管理ステーション

□ 酸素投与の器具と酸素濃度について説明できる
□ BVMを用いて確実な換気ができる
□ 基本的な気道確保器具を挿入できる
□ 気管挿管後のチューブ先端位置を身体所見と器具を組合わせて

確認できる

OP：気管挿管を体験する

OP：声門上気道デバイスの留置を体験する

OP：気道異物除去の手技ができる

❸ モニター・電気ショックステーション

□モニター画面上で心電図波形を判断できる

□除細動器を用いて安全に電気ショックができる

□胸骨圧迫の中断を最小限にして電気ショック前後の一連の処置を実施できる

OP：電極パッド（粘着式除細動パッド）を用いて安全に電気ショックができる

OP：同期電気ショックについて理解する

OP：経皮ペーシングについて理解する

❹ 薬物投与ステーション*

*独立したステーションではなく，シナリオステーションで指導されることも多い

□薬物投与経路確保の優先順位を説明できる

□心肺蘇生時に使用する薬物の種類と投与量を理解する

□心電図波形チェック→電気ショック→薬物投与の流れを実施できる

OP：骨髄路確保を体験する

❺ シナリオステーション

□リーダーとしてチーム蘇生をマネジメントできる

□チーム内で役割分担・相互支援ができる

□心電図波形に応じて治療方針を決定できる

□身体所見，医療情報，目撃情報などから原因を検索できる

OP：心停止が切迫した状況から心停止を防ぐことができる

OP：心停止に陥っている患者の家族の対応ができる

1. 感染防護のポイント

- 救命処置には「エアロゾル発生手技」が含まれる
- 感染防護のポイントは「エアロゾル対応 PPE の着用」と「気道の密閉」

　新型コロナウイルス感染症（以下，COVID-19）の流行期は，心停止患者が感染している可能性があるため，救助者が感染しないように対策をする必要がある．COVID-19は，ウイルスを含んだ飛沫やエアロゾル（飛沫よりさらに小さな水分を含んだ状態の粒子）の吸入が主な感染経路と考えられている．そして心停止に対する救命処置には，胸骨圧迫，人工呼吸，高度な気道確保などの「エアロゾル発生手技」が多く含まれるので，エアロゾル対応が必要になる．

　本稿の内容は，2022年7月までの知見によって書かれている．今後，変更となる可能性もあるので，知識のアップデートを継続してほしい．

❶感染防護のポイント

　COVID-19流行期においてはCOVID-19確定例のみではなく，疑似症例や否定できない症例に対してもエアロゾル感染対策をとって救命処置を行う必要がある．日本蘇生協議会は，医療用COVID-19対応救命処置の要点として図1を公開している．このうち「**エアロゾル対応PPEの着用**」と「**気道の密閉**」が，COVID-19対応における感染防護の2本柱である．

Defibrillation　AED/除細動器装着
- エアロゾル感染防護の準備ができず CPR を開始できない場合には，まず AED/除細動器を装着
- 適応あれば電気ショックを先に行ってよい

PPE　エアロゾル対応 PPE の着用
- N95 以上のマスクまたは PAPR
- 眼の保護具
- 手袋
- 液体非透過性ガウンまたはエプロン

Airway seal　気道の密閉（エアロゾル拡散防止）
- BVM に HEPA フィルターまたはウイルス防護力が十分に備わった HME フィルターを装着
- 両手法で確実に密閉

Circulation　胸骨圧迫
- エアロゾル感染防護（エアロゾル対応 PPE 着用および気道の密閉）を実施したうえで胸骨圧迫

Breathing　技能と状態に応じた陽圧換気
- BVM 換気
- 声門上気道デバイス
- 気管挿管

©Japan Resuscitation Council

◆図1　医療用COVID-19対応救命処置の要点
COVID-19対応の要点を簡単にまとめた．上記の順番は，必ずしも絶対的なものではない．
COVID-19：新型コロナウイルス感染症，AED：自動体外式除細動器，PPE：個人防護具，
CPR：心肺蘇生，PAPR：電動ファン付呼吸保護具，BVM：バッグ・バルブ・マスク，
HEPAフィルター：高効率微粒子エア・フィルター，HMEフィルター：湿熱交換器フィルター
（日本蘇生協議会ホームページ https://www.jrc-cpr.org/covid-19-manual/ より転載）

1 エアロゾル対応PPE

エアロゾル対応のためのPPE（個人防護具）として，N95以上の規格のマスクまたは電動ファン付き呼吸保護具（powered air-purifying respirator：PAPR），眼の保護具，手袋，液体非透過性のガウンまたは長袖エプロンを着用する（図2）．PPEの正しい着脱が感染防護に重要なので，あらかじめ習熟しておく必要がある．エアロゾル対応PPEをすべて揃えることが困難な医療機関においては，可能な範囲内で上記の感染防護具を使用する．

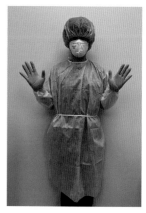

◆図2　エアロゾル対応PPE

2 気道の密閉

エアロゾルの飛散を防ぐためには，気道を密閉することが大事になる．高効率微粒子エア・フィルター（HEPAフィルター）やウイルス防護力が備わった湿熱交換器フィルター（HMEフィルター）を使用する．BVM換気の際はバルブとマスクの間にフィルターを装着する．いわゆる人工鼻のなかにはフィルター能力をもたないものもあるため，事前に性能を確認しておく必要がある．

BVM換気はCPRの基本スキルだが，COVID-19対応では「気道の密閉」のために非常に重要である．人工呼吸や胸骨圧迫ではエアロゾルが発生するので，マスクを確実に密着させるため**「両手法」でマスク保持**を行う（図3）．

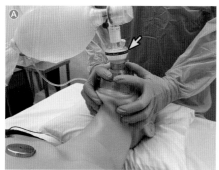
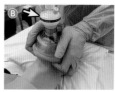

◆図3 気道の密閉

BVMにフィルター（➡）を装着. 両手法でマスク保持〔Ⓐ：ECクランプ法, Ⓑ：母指球法（VEグリップ法）〕

❷その他の感染防止対策

　　救命処置はエアロゾルが発生するため, 陰圧室で行うことが望ましい. 陰圧室がない場合には, 室内の換気を最良とする工夫やHEPAフィルターを内蔵した換気装置の使用を考慮する.

2. COVID-19対応 救命処置の手順

- COVID-19対応救命処置では，救助者の安全をしっかり守る
- COVID-19対応二次救命処置では，特に気道確保手段の選択が重要

❶ COVID-19 対応一次救命処置 (BLS)

　図1は，COVID-19に対応したBLSアルゴリズムである．2022年現在はサージカルマスクの常時着用が当然となったが，COVID-19の流行に応じて，眼の防護具も常に着用することが望ましい．

　COVID-19対応のBLSでは，傷病者の口・鼻をサージカルマスク，寝具，衣服などで覆う．CPRは原則として，**エアロゾル対応のPPE**を着用し，ウイルスフィルター付きのBVMで**気道を密閉して胸骨圧迫を開始する**．**マスクの保持は両手法**で行う →p132．

　エアロゾル感染防護の準備ができないために，ただちにCPRが開始できない場合は，まずAED/除細動器を装着してよい．適応があれば電気ショックを実施する．その際は，最低限度の感染防護として，サージカルマスクと手袋を着用する．

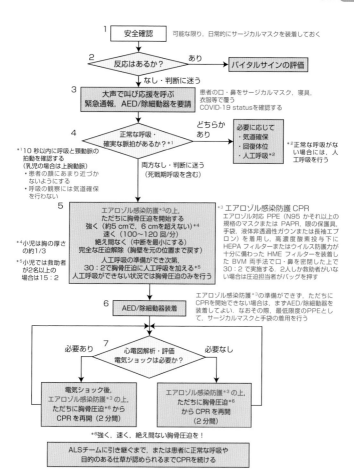

◆図1　COVID-19対応医療用BLSアルゴリズム

COVID-19対応における変更点を赤字で示した.

COVID-19：新型コロナウイルス感染症，BLS：一次救命処置，CPR：心肺蘇生，PPE：個人防護具，
PAPR：電動ファン付呼吸保護具，HEPAフィルター：高効率微粒子エア・フィルター，
HMEフィルター：湿熱交換器フィルター，BVM：バッグ・バルブ・マスク

（日本蘇生協議会監修：「JRC蘇生ガイドライン2020」，p492，医学書院，2021より転載）

❷ COVID-19 対応二次救命処置 (ALS)

COVID-19に対応した心停止アルゴリズムを図2に示す. BLSを行いながら, 人員を必要な人数に調整・制限する.

COVID-19対応のALSで重要となるのは, 気道確保手段の選択である. エアロゾル飛散を防止するためには, **気管挿管**が最も理にかなっている. 気管挿管を施行するときにはビデオ喉頭鏡の使用が推奨されている. 熟練者がいない場合や挿管困難が予想される傷病者などでは, 声門上気道デバイスの使用を検討する.

気道管理において, 声門上気道デバイスや気管チューブを留置する際には, **エアロゾル飛散防止のために胸骨圧迫を中断する必要がある**. それまでしっかりと密着させていたマスクを外してから, 気道確保器具を留置してフィルター付きBVMを接続するまでの間が, 胸骨圧迫を中断するタイミングとなる. また通常では, 声門上気道デバイスを用いた場合に適切な換気が可能であれば, 胸骨圧迫と換気は非同期で行ってよいが (◆ p80), COVID-19対応ではエアロゾル飛散を防ぐためにCPRは30：2で同期して行う. また, 機械的CPR装置 (◆ p57) の使用を考慮することもアルゴリズムに明記されている.

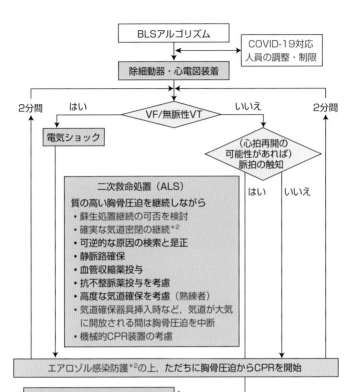

◆図2 COVID-19対応心停止アルゴリズム

COVID-19対応における変更点を赤字で示した.

COVID-19：新型コロナウイルス感染症, BLS：一次救命処置, CPR：心肺蘇生, PPE：個人防護具,
PAPR：電動ファン付呼吸保護具, HEPAフィルター：高効率微粒子エア・フィルター,
HMEフィルター：湿熱交換器フィルター, BVM：バッグ・バルブ・マスク
（日本蘇生協議会監修：「JRC蘇生ガイドライン2020」, p493, 医学書院, 2021より転載）

付録 重要な図表

❶ 医療用 BLS アルゴリズム

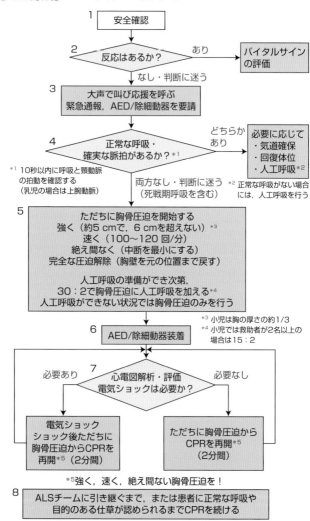

1. 安全確認

2. 反応はあるか？ → あり → バイタルサインの評価

なし・判断に迷う

3. 大声で叫び応援を呼ぶ
緊急通報，AED/除細動器を要請

4. 正常な呼吸・確実な脈拍があるか？[*1] → どちらかあり → 必要に応じて
・気道確保
・回復体位
・人工呼吸[*2]

[*1] 10秒以内に呼吸と頸動脈の拍動を確認する（乳児の場合は上腕動脈）

両方なし・判断に迷う（死戦期呼吸を含む）

[*2] 正常な呼吸がない場合には，人工呼吸を行う

5. ただちに胸骨圧迫を開始する
強く（約5 cmで，6 cmを超えない）[*3]
速く（100〜120 回/分）
絶え間なく（中断を最小にする）
完全な圧迫解除（胸壁を元の位置まで戻す）

人工呼吸の準備ができ次第，
30：2で胸骨圧迫に人工呼吸を加える[*4]
人工呼吸ができない状況では胸骨圧迫のみを行う

[*3] 小児は胸の厚さの約1/3
[*4] 小児では救助者が2名以上の場合は15：2

6. AED/除細動器装着

7. 心電図解析・評価 電気ショックは必要か？

必要あり → 電気ショック
ショック後ただちに胸骨圧迫からCPRを再開[*5]（2分間）

必要なし → ただちに胸骨圧迫からCPRを再開[*5]（2分間）

[*5] 強く，速く，絶え間ない胸骨圧迫を！

8. ALSチームに引き継ぐまで，または患者に正常な呼吸や目的のある仕草が認められるまでCPRを続ける

（日本蘇生協議会 監修：「JRC蘇生ガイドライン2020」，p.51，医学書院，2021より転載）

❷心停止アルゴリズム

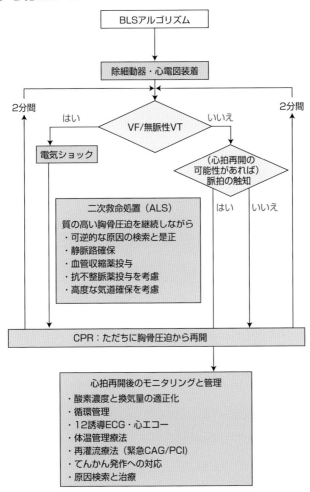

BLSアルゴリズム

除細動器・心電図装着

2分間　　　　はい　　　　VF/無脈性VT　　　　いいえ　　　　2分間

電気ショック

（心拍再開の可能性があれば）脈拍の触知

はい　　　いいえ

二次救命処置（ALS）

質の高い胸骨圧迫を継続しながら
・可逆的な原因の検索と是正
・静脈路確保
・血管収縮薬投与
・抗不整脈薬投与を考慮
・高度な気道確保を考慮

CPR：ただちに胸骨圧迫から再開

心拍再開後のモニタリングと管理
・酸素濃度と換気量の適正化
・循環管理
・12誘導ECG・心エコー
・体温管理療法
・再灌流療法（緊急CAG/PCI）
・てんかん発作への対応
・原因検索と治療

❸ 心停止時の処置フロー

A）VF/ 無脈性 VT の場合

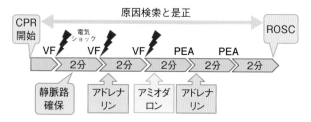

B）PEA/ 心静止の場合

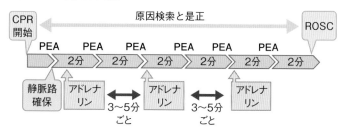

❹自己心拍再開後の管理チャート

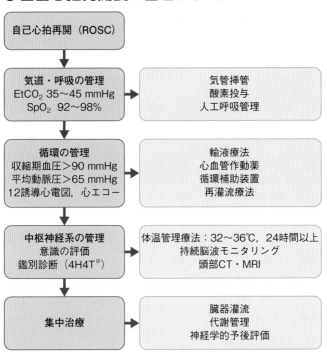

```
┌─────────────────────┐
│ 自己心拍再開（ROSC）   │
└─────────────────────┘
          ↓
┌─────────────────────┐      ┌─────────────────────┐
│   気道・呼吸の管理      │      │     気管挿管          │
│ EtCO₂ 35〜45 mmHg   │ ──→ │     酸素投与          │
│ SpO₂ 92〜98%        │      │    人工呼吸管理        │
└─────────────────────┘      └─────────────────────┘
```

気道・呼吸の管理
$EtCO_2$ 35〜45 mmHg
SpO_2 92〜98%

気管挿管
酸素投与
人工呼吸管理

循環の管理
収縮期血圧＞90 mmHg
平均動脈圧＞65 mmHg
12誘導心電図，心エコー

輸液療法
心血管作動薬
循環補助装置
再灌流療法

中枢神経系の管理
意識の評価
鑑別診断（4H4T※）

体温管理療法：32〜36℃，24時間以上
持続脳波モニタリング
頭部CT・MRI

集中治療

臓器灌流
代謝管理
神経学的予後評価

※4H4T：付録❺参照

❺ 4H4T：心停止の原因となる可逆的な病態

H	hypoxia	低酸素症
	hypovolemia	循環血液量の減少
	hypo/hyperkalemia / metabolic acidosis	低カリウム血症，高カリウム血症，代謝性アシドーシス
	hypothermia	低体温
T	tension pneumothorax	緊張性気胸
	tamponade	cardiac：心タンポナーデ
	toxins	急性中毒
	thrombosis	coronary ：急性冠症候群 pulmonary：肺血栓塞栓症

❻ カテゴリー別ＢＬＳの比較表

	乳児	未就学児	小児	成人
	1歳未満	1歳から小学校入学前まで	小学校入学時から思春期まで	思春期以降
脈拍の確認	上腕動脈もしくは大腿動脈	頸動脈		
胸骨圧迫の深さ	胸の厚さの約1/3			約5cmで，6cmを超えない
胸骨圧迫と人工呼吸の回数比	1人法 30:2 2人法 15:2			30：2
AEDのパッド・モード	未就学児用		小学生～大人用	

参考文献

1） Olasveengen TM, et al：Adult Basic Life Support:2020 International Consensus on Cardiopulmonary Resuscitation and Emergency Cardiovascular Care Science With Treatment Recommendations. Circulation, 142：S41-S91, 2020

2） Berg KM, et al：Adult Advanced Life Support:2020 International Consensus on Cardiopulmonary Resuscitation and Emergency Cardiovascular Care Science With Treatment Recommendations. Circulation, 142：S92-S139, 2020

3） 「JRC蘇生ガイドライン2020」（一般社団法人日本蘇生協議会／監），医学書院，2021

4） 「改訂6版 救急蘇生法の指針2020 市民用・解説編」（日本救急医療財団心肺蘇生法委員会／監），へるす出版，2021

5） 「改訂6版 救急蘇生法の指針2020 医療従事者用」（日本救急医療財団心肺蘇生法委員会／監），へるす出版，2022

6） Kloeck W, et al：The Universal ALS algorithm. An advisory statement by the Advanced Life Support Working Group of the International Liaison Committee on Resuscitation. Resuscitation, 34：109-111, 1997

7） Guidelines 2000 for Cardiopulmonary Resuscitation and Emergency Cardiovascular Care. Part 6: advanced cardiovascular life support: section 7: algorithm approach to ACLS emergencies: section 7A: principles and practice of ACLS. The American Heart Association in collaboration with the International Liaison Committee on Resuscitation. Circulation, 102：I136-I139, 2000

8） Cummins RO, et al：Recommended guidelines for reviewing, reporting, and conducting research on in-hospital resuscitation: the in-hospital "Utstein style". American Heart Association. Ann Emerg Med, 29：650-679, 1997

9） Hayashi Y, et al：Three year longitudinal study for out-of-hospital cardiac arrest in Osaka Prefecture. Resuscitation, 63：161-166, 2004

10） Panchal AR, et al：Part 3: Adult Basic and Advanced Life Support: 2020 American Heart Association Guidelines for Cardiopulmonary Resuscitation and Emergency Cardiovascular Care. Circulation, 142：S366-S468, 2020

11) 「ACLSプロバイダーマニュアル AHAガイドライン2020準拠」(American Heart Association/著), シナジー, 2021

12) Wyckoff MH, et al：2021 International Consensus on Cardiopulmonary Resuscitation and Emergency Cardiovascular Care Science With Treatment Recommendations: Summary From the Basic Life Support; Advanced Life Support; Neonatal Life Support; Education, Implementation, and Teams; First Aid Task Forces; and the COVID-19 Working Group. Circulation, 145：e645-e721, 2022

● このコースガイドブックへのフィードバック ●

心肺蘇生法のトレーニングコースのあり方はもとより，心肺蘇生法自体，完成されたものではない．ICLSコースの運営にあたっては，このことを意識し，指導者養成ワークショップなどで得られた意見も参考にしながら，柔軟にコースプログラムや指導内容を検討していかなければならない．初版から記載してきた通り，このコースガイドもまた決して完成されたものではない．ICLSコース企画運営委員会では，コースの受講者やインストラクター，ファシリテーターの意見を集約して，本書を今後もバージョンアップしていきたいと考えている．

このICLSコースガイドブックをよりすばらしいものにするために，提言やフィードバックを期待したい．

※下記webページ内の「お問い合せフォーム」をクリックしてご意見をお送りください

https://www.yodosha.co.jp/icls/

おわりに

　「改訂第5版日本救急医学会ICLSコースガイドブック」の内容はいかがだったでしょうか．2004年に初版が発行され，今回で4回目の改訂となりました．当時からかかわってきたICLSコースのガイドブック改訂に参加することができて嬉しく思っています．

　本書は「ICLSコースガイドブック」というタイトルですが，ICLSコースの事前・事後学習だけではなく，普段の臨床においても役に立つ内容をめざしました．受講者にはもちろんインストラクターの方々にも，お勧めできる内容となっています．ポケットに収まるサイズで，写真も多く掲載し，columnや付録にも臨床の現場に役立つ内容を盛り込んでいます．ぜひ，携帯できる教科書としてご使用ください．

　本書は，「JRC蘇生ガイドライン2020」と「改訂6版 救急蘇生法の指針2020 医療従事者用」の「成人の救命処置」にしっかりと準拠した内容となっています．使用する用語も，これらのガイドライン・指針となるべく統一するように努めました．写真は，標準予防策による感染防護を意識できるようなものを採用しています．「column」は第4版のものをアップデートしたほかに，新しいトピックスを追加して22本に増えました．目次のコラム一覧もご活用ください．今回の改訂では，巻末に「付録」をつけています．臨床現場で参照できる図表をまとめていますので，こちらもご活用ください．

　新型コロナウイルス感染症（COVID-19）への対策については，JRC蘇生ガイドライン・救急蘇生法の指針と同様に，「補遺」として掲載しました（次回の改訂ではなくなっている

ことを願います）．ICLSコースで取り組む，通常の蘇生処置との違いについてはこちらでご確認ください．また，感染防護への意識はCOVID-19の流行によって高まったように感じます．標準予防策やCOVID-19対応での感染対策についての正しい理解は，臨床現場で非常に大事です．本書は感染防護に関する知識の整理にも役立つはずです．

ICLSコースの一般目標である「心停止の最初の10分間の適切なチーム蘇生を習得する」ことは，「救命の連鎖」のなかで特に重要な部分です．本書では救命の連鎖の1つ目の輪「心停止の予防」や4つ目の輪に含まれる「集中治療」についても少しだけ触れました．本書が，心停止を予防すること，もし心停止に陥った場合には蘇生処置をチームで実践できるようになること，そして患者さんが社会復帰を果たすという最良の結果の一助となることを願っています．

2022年8月

日本救急医学会ICLS企画運営委員会
ICLS教材開発ワーキンググループ 代表
（旭川医科大学 救急医学講座）

丹保 亜希仁

索　引

索引

改訂第5版日本救急医学会ICLS コースガイドブック

2004年 8月 1日	初版	第1刷発行	
2006年 5月25日		第6刷発行	
2007年 4月10日	第2版	第1刷発行	
2011年 9月15日		第8刷発行	
2012年 2月25日	第3版	第1刷発行	
2016年 3月10日		第6刷発行	
2016年11月25日	第4版	第1刷発行	
2022年 6月10日		第8刷発行	
2022年10月15日	第5版	第1刷発行	
2023年10月 5日		第3刷発行	

編 集	日本救急医学会ICLSコース企画運営委員会 ICLSコース教材開発ワーキンググループ
監 修	畑田 剛
著 者	丹保亜希仁, 佐藤浩之, 島 幸宏, 豊田 洋, 林 峰栄
発行人	一戸裕子
発行所	株式会社 羊 土 社 〒101-0052 東京都千代田区神田小川町2-5-1 TEL　03（5282）1211 FAX　03（5282）1212 E-mail　eigyo@yodosha.co.jp URL　www.yodosha.co.jp/
印刷所	日経印刷株式会社

ⓒ 一般社団法人 日本救急医学会, 2022
Printed in Japan

ISBN978-4-7581-2396-9